AF394969

DE L'ANGINE
LARYNGÉE OEDÉMATEUSE,

Par le D^r De Lasiauve,
Médecin de l'hospice de Bicêtre.

(Mémoire mentionné honorablement par l'Académie royale
de médecine).

—

L'angine laryngée œdémateuse, vulgairement connue sous le nom *d'œdème de la glotte*, consiste dans
l'infiltration séreuse ou séro-purulente de la muqueuse qui tapisse le larynx et du tissu cellulaire
sous-jacent. C'est ainsi du moins que l'entendent les
auteurs. En discutant la nature de cette affection, nous
aurons lieu d'apprécier jusqu'à quel point cette définition est exacte. Quoique le mal puisse occuper, soit
à la fois, soit isolément, tous les points de la membrane laryngienne, il affecte néanmoins d'une manière plus spéciale ses parties supérieures et notamment les bords de l'orifice glottique, les replis
aryténoïdiens et la base de l'épiglotte où existe un
tissu cellulaire plus lâche et plus abondant. Cet œdème,
au reste, donne lieu à du gonflement qui, en rétrécissant le diamètre du conduit de la respiration, déjà

1

si étroit à cette place, occasione de la dyspnée et souvent des symptômes de suffocation rapidement mortels.

Les anciens n'ont guère distingué cette maladie. Hippocrate., néanmoins, parle en termes assez explicites de l'œdème de l'épiglotte : « Quando summus curculio aquâ impletur, ejusque pars extrema rotunda et pellucida fit, respirationem intercepit. » Celse, reproduisant ce que dit le médecin de Cos., ajoute que c'est en comprimant les parties que le gonflement empêche les fonctions respiratoires. On cite un autre passage du père de la médecine, mais qui se rapporte exclusivement à l'engorgement séreux de la luette, pour lequel il prescrit de presser cet organe avec le doigt contre le palais : « Dum uvulæ apex aquâ impletus esset, dit-il, ejusque pars extrema rotunda et pellucida respirationem interciperet, oporteret ut uvulæ extremum *digito* prehensum et sursùm ad palatinum discenderetur. » Il conseille même la scarification, avis que partage Celse, surtout quand, suivant ce dernier, il n'y a pas d'inflammation.

Les écrits des modernes, jusqu'au commencement de ce siècle, n'annoncent pas des notions plus exactes. Boërhaave a décrit une angine aqueuse ; mais, comme Bayle le fait observer avec raison, sa description s'applique à l'œdématie des parties visibles de l'arrière-bouche et de la gorge, et non à l'infiltration du larynx. Seulement Van Swieten, dans ses commentaires des aphorismes du célèbre médecin de Leyde, en particularise assez bien le siége à ce dernier organe. Après avoir expliqué les accidents produits par le gonflement de la luette, des amygdales, etc., il ajoute : « Si laryngem vel asperam arteriam idem morbus corripiat, cum molestissimâ tussi impedietur libera respiratio. » Il insiste particulièrement sur le caractère non inflammatoire du gonflement, qui est *laxus, mollis, frigidus,*

aquosus; il en indique aussi l'extrême danger :
« Longè majus discrimen si circà laryngem tales
tumores hæderint, quam si pharyngem et tonsillas
occupârunt. »

Mead reconnaît trois espèces d'angines graves :
«Hanc primam aquosam, alteram tonsillarum, ter-
tiam faucium.» Quant à la première espèce, il se borne
à dire que l'on rencontre les parties de la gorge et les
glandes distendues et tuméfiées. (*Opera*, tome II,
pag. 26.)

Bonet, Lieutaud, Vicq-d'Azir parlent de morts
rapides et imprévues dues à des désordres dans le
larynx, mais sans spécifier la nature de ces désordres.
Divers faits de suffocation, rapportés dans l'immortel
ouvrage de Morgagni, n'offrent pas non plus les
caractères aussi précis qu'on l'a supposé de l'œdème
de la glotte. Ici, en effet, il s'agit d'une fille de quarante ans, asthmatique, atteinte, en outre, d'une
extinction de voix, et qui vint à succomber tout à
coup au milieu d'un accès. L'examen cadavérique
n'avait rien appris sur la cause de ces accidents, lorsque Morgagni, qui faisait alors des recherches sur le
larynx, étant ainsi conduit à explorer cet organe
qu'on ne songeait point à ouvrir, découvrit les altérations suivantes : « Pus ex albo cinereum quasi
pultaceum formatum, in obturamenti modum, occlu-
debat per situs cavum laryngis quod intra glottidem
est. » Il existait aussi des ulcérations. (Épître XV,
art. 13.) Là c'est un médecin qui, ayant depuis longtemps la voix rauque et affaiblie, meurt à l'improviste, et dont Morgagni regrette qu'on n'ait point fait
l'autopsie, parce que, dit-il, comme dans plusieurs
cas de ce genre, on aurait probablement rencontré
des lésions dans le larynx. (Épître XXII, art. 24, 25.)
Plus loin, une jeune fille succomba avec de graves
symptômes du côté du larynx, et on trouva dans la

cavité de cet organe une grande quantité de pus. (Épître XXII, art. 26.) Dans une autre circonstance, une personne, déjà anciennement malade, étant morte suffoquée avec une tuméfaction considérable des parties gauches du cou, on constata à l'autopsie, outre l'emphysème du poumon, un épanchement séreux dans la cavité arachnoïdienne, une infiltration séreuse de la cavité buccale correspondant aux parties gonflées et de celle qui revêt toute l'arrière-gorge et le pharynx : « Membranæ, quæ linguæ radicem, tonsillas et exteriorem laryngis, indèque convestiunt lusto sublavo sero plurimum turgidæ. » Ailleurs, enfin, les cartilages du tuyau vocal furent trouvés gonflés, épaissis ; à la base du cricoïde existaient des excroissances obturant presque complètement le diamètre de la glotte.

Sauvages n'a fait que répéter les explications de Boërhaave sur l'angine aqueuse ; mais il mentionne une expérience curieuse qu'il ne nous semble pas sans intérêt d'exposer ici. Cette expérience est extraite d'un traité de Rich. Lower sur la physiologie du cœur, traité qui parut à Londres au commencement du dernier siècle, et qui contient des recherches fort remarquables. Un jour, ce médecin, dans le but d'étudier quelques phénomènes relatifs à la circulation, lia les deux jugulaires à un chien : aussitôt le cou de l'animal commença à gonfler, la respiration s'embarrassa, et, deux jours après, la mort survint avec tous les symptômes de l'angine suffocante. Chose surprenante, pendant ces deux jours, il s'écoula une grande abondance de larmes et de salive, comme si, dit Lower, le chien eût été sous l'influence du mercure. Les parties tuméfiées, au lieu d'être infiltrées de sang et rouges, comme on aurait pu s'y attendre, étaient, au contraire, gorgées d'une sérosité citrine et transparente, preuve manifeste, ajoute l'auteur, que la compression des veines du cou peut produire l'angine œdémateuse.

Bichat a plus de précision. Ce célèbre anatomiste, après avoir décrit la muqueuse du larynx, termine ainsi : La portion qui forme l'ouverture supérieure de cet organe est soumise à une espèce d'engorgement séreux qui ne se manifeste en aucun autre endroit et qui, épaississant beaucoup ses parois, suffoque souvent les malades. Les auteurs ont indiqué les symptômes de cette angine particulière, mais ils ne connaissaient pas l'état anatomique des parties.

On voit par ces diverses citations combien, il y a peu d'années encore, ce qu'on savait de l'angine laryngée œdémateuse était obscur et se réduisait à peu de chose. Il y a loin, en effet, de ces quelques indications vagues à une histoire méthodique et complète de la maladie, à des règles de traitement clairement tracées.

C'est Bayle le premier qui, en 1808, dans un mémoire très savant présenté à la Faculté de médecine de Paris, donna une description satisfaisante de l'angine laryngée œdémateuse, description qui a servi de point de départ à tous les travaux qui ont été publiés depuis sur cette affection et parmi lesquels il convient de signaler spécialement ceux de MM. Tuilier, Lisfranc, Bouillaud, Legroux, Vidal, Trousseau et autres dont nous aurons occasion de citer les observations dans cet opuscule.

Grâces à ces travaux, nous possédons aujourd'hui une connaissance assez positive de la marche, des symptômes et du diagnostic de l'œdème de la glotte, mais il n'en est pas tout-à-fait de même des causes, de la nature de cette affection et des moyens les plus convenables à lui opposer, triple question sur laquelle il existe encore de profonds dissentiments. Chacun a sa théorie, ses procédés, ses remèdes ; cette divergence d'opinions et de pratique tient sans doute à la matière elle-même, mais elle dérive aussi d'autres sources ; elle vient de ce que l'angine laryngée œdémateuse n'est réellement traitée à fond dans aucun ouvrage général de pathologie. Tout se borne à quelques articles de journaux calqués les uns sur les autres, à des mémoires ou à des faits parsemés çà et là dans les recueils périodiques. Il s'ensuit que chacun, vaguement instruit de ce qu'ont fait ou dit ses devanciers ou ses contemporains, se fonde presque exclusivement, pour porter son jugement et baser ses conseils, sur les données qui lui sont propres, sur ce qu'il a vu et exécuté, le tout sans préjudice des doctrines spéciales, si susceptibles de modifier la manière de voir.

Cet état de choses détermine évidemment les obligations qui nous sont ici imposées. Il s'agit de rapprocher ces œuvres éparses et de tirer de leur examen comparatif les inductions les plus certaines à l'égard des points douteux ou controversés. C'est ce que nous allons essayer de réaliser.

Mais auparavant il nous a paru utile de présenter une analyse fidèle et succincte de tous les cas qu'il nous a été possible de recueillir. Cette méthode, dont on a tant abusé depuis Broussais, et à l'aide de laquelle il est si aisé de grossir inutilement des volumes, aura, nous le pensons, quelques avantages dans cette circonstance ; car, d'une part, quoique les faits d'œdème de la glotte doivent s'offrir assez communément dans la pratique, soit impossibilité de les vérifier par l'autopsie, soit que, complications de maladies également graves, ils n'attirent pas toujours l'attention, leur nombre, depuis Baylé, n'est pas encore très considérable ; de l'autre, ils ne sont pas assez connus dans leurs particularités ; raison de plus de les mettre sous les yeux du lecteur, qui, ayant à sa disposition toutes les preuves, pourra juger par lui-même et apprécier les éléments de notre conviction. De la sorte, d'ailleurs, on est sûr que rien ne sera omis de ce qui concerne les symptômes , les lésions organiques ou les moyens de traitement.

OBSERVATIONS.

Le mémoire de Bayle, quoique nouveau et important, par un concours de circonstances incompréhensibles, resta longtemps enseveli dans les cartons de la Faculté. Il n'en fut même tiré qu'après la mort de son auteur pour être publié dans le nouveau *Journal de médecine,* janvier 1819. Mais , ainsi que l'attestent les écrits qui parurent avant que Bayle lui-même n'eût composé l'article *OEdème de la glotte* dans le grand *Dictionnaire des sciences médicales* , les faits et les idées que contient ce mémoire avaient circulé et étaient demeurés dans la science. Bayle ne rapporte que 6 cas. Il en a observé, dit-il, un plus grand nombre , mais il n'a pas cru nécessaire de les multiplier. C'est par eux que commencera l'exposé suivant, dans lequel nous ne mettrons d'autre ordre que celui de la chronologie.

Obs. 1ʳᵉ. — *OEdème de la glotte survenu sans cause manifeste pendant la convalescence d'une fièvre putride.* — Christophe Dueschs, tailleur, âgé de vingt-cinq ans, était malade depuis 8 jours, lorsqu'il entra à la Charité le 5 brumaire an 11, présentant tous les signes d'une fièvre putride. Le 25, il était en pleine couvalescence. Le 27, il est pris inopinément d'une toux rare et sèche , sa voix devient rauque et basse ; il sent dans le larynx de la gêne plutôt que de la douleur, comme un corps étranger qu'il voudrait arracher en y portant les mains. La respiration est plus laborieuse qu'à l'ordinaire. Les choses restent à peu près dans le même état jusqu'au 29 ; ce jour-là surviennent plusieurs accès de suffocation, pendant lesquels l'inspiration est longue et difficile, tandis que l'expiration est libre. Le malade est obligé de se tenir sur son séant, de porter la tête en arrière. La journée du 30 est un peu meilleure; il se lève, mais les accidents reparaissent le soir avec violence. Dueschs s'agite, se cramponne au lit, pousse des cris de fureur et de désespoir; la nuit est très mauvaise. Le 1ᵉʳ frimaire, les accès sont entremêlés d'un long calme, mais ils sont menaçants; l'inspiration est rauque et bruyante, l'expiration toujours facile; expulsion abondante de matières glaireuses. Le 2, les symptômes ont repris une nouvelle intensité: la face est violette, livide, les yeux creux et éteints; il meurt à dix heures en s'écriant: *J'étouffe! je suis étouffé! donnez-moi un couteau!* La sonoréité de la poitrine s'était partout conservée; la fièvre avait constamment été presque nulle; l'appétit même n'avait jamais fait défaut.

La chaleur du corps persiste longtemps après la mort. Voici ce qu'on trouve à l'autopsie: épiglotte épaissie et blanche, infiltrée à ses bords; orifice de la glotte rétréci, mais pouvant permettre encore le passage de l'air; lèvres gonflées et tremblotantes, particulièrement la droite qui forme un bourrelet lâche, lequel, en se renversant dans la glotte, la bouchait entièrement. La sérosité semble combinée aux tissus qui la contiennent; les incisions et la pression ne peuvent l'en faire sortir; mucosités dans le larynx; rougeur légère dans sa muqueuse contrastant avec la pâleur des parties œdémateuses; cordes vocales également infiltrées; effacement des ventricules; le cœur est rempli d'un sang noir et diffluent; le poumon un peu engorgé.

Obs. 2.—*Œdème de la glotte survenu sans cause appréciable.*—Guillebert, âgé de cinquante-cinq ans, est

pris tout à coup, au milieu de la plus parfaite santé ,
le 12 juillet 1808, d'étouffement et de douleur au
larynx ; sa respiration est bruyante et difficile ; une
boisson pectorale calme d'abord ces symptômes, mais
ils reviennent, s'aggravent., et le malade entre à la
Charité le 20. Voix rauque et voilée, accès de suffocation quotidiens , inspiration sifflante et difficile ; la
main portée sur le larynx ressent *un frémissement
manifeste ;* l'expiration est facile ; sensation d'un
corps étranger qui s'abaisse ou remonte suivant les
mouvements de la respiration. Du 20 au 31 , pas de
variation notable. (Hydromel, sangsues à l'anus , julep somnifère.) Du 1er au 24 août , les accidents ont
été plus sérieux, les accès plus fréquents. (Sinapismes
au col jusqu'à simple rubéfaction et renouvelés au
besoin ; un soulagement marqué est chaque fois la
conséquence de leur application). A partir du 24, l'a-
mélioration devient chaque jour plus sensible ; le malade sort complètement guéri le 12 septembre , à
l'exception d'un peu de raucité dans la voix , qu'il
avait au reste avant sa maladie. (Cette observation a
été recueillie par M. Mérat.)

Obs. 3. — *OEdème de la glotte survenu pendant la
convalescence d'une fièvre adynamique ; abcès dans
la partie postérieure du larynx.* — Salard , dix-huit
ans, cordonnier, entre à la Charité le 20 prairial,
offrant tous les signes de la fièvre adynamique ; il en
sort guéri le 10 messidor ; le 4 thermidor suivant, sans
cause connue , il éprouve des picotements dans le
larynx ; sa voix devient rauque et faible ; ces symptômes augmentent les jours suivants ; la respiration
s'embarrasse ; il entre à l'hôpital le 10. Toux forte et
fréquente ; voix rauque, éteinte ; inspiration pénible,
expiration facile, sentiment d'un corps étranger qui
monte et descend ; crachats visqueux , déglutition
difficile et douloureuse ; nulle trace de maladie dans

gorge. Même état jusqu'au 14 ; le malade se lève oûte quelques moments de sommeil et n'est pas soumis à une diète absolue. 14, agitation, insomnie, inspiration laborieuse, accès fréquents, douleurs plus vives, 15, douleur moins forte, mais respiration plus gênée, orthopnée ; figure livide, hébétude, désespoir, fureur ; mort à 11 heures.

Autopsie. La chaleur du corps n'est pas notée. Bord droit de la glotte épaissi, allongé, infiltré, obturant la glotte par son abaissement ; ligaments latéraux souples, lâches, légèrement œdématiés, ainsi que les cordes vocales ; membranes laryngiennes intactes ; abcès entre la muqueuse du larynx et du pharynx depuis les cartilages aryténoïdes jusqu'au cartilage cricoïde dont les bords sont érodés et baignés dans le pus.

Obs. 4 (recueillie par Laennec). — *OEdème de la glotte, avec abcès dans les parois du larynx.* — M. Signiolle, étudiant, venait d'éprouver une fièvre putride, qui avait duré 25 jours et pendant laquelle il avait ressenti un peu de mal de gorge. Sa convalescence avait été rapide. Un jour il sort par un temps pluvieux ; sa voix, habituellement un peu enrouée, devient tout-à-fait rauque et faible. Les jours suivants, respiration gênée, inspiration bruyante, douleur dans le larynx, expiration libre, suffocation fréquente, déglutition douloureuse. (Vésicatoire au cou.) Le sixième jour, accroissement rapide des accidents ; Béclard et M. Fizeau sont appelés en consultation : on propose la trachéotomie, qui est pratiquée, mais sans succès ; la mort arrive au bout de sept à huit minutes ; la trachée avait été d'abord trop peu ouverte ; on agrandit la plaie en portant l'incision sur les cartilages du larynx ; mais l'autopsie a démontré que la muqueuse n'avait pas été atteinte par la seconde incision.

Autopsie. Bords de la glotte œdématiés, flottants, bouchant l'ouverture glottique par leur abaissement ;

vers la partie postérieure il y a des bossclures inégales ; la muqueuse et le tissu sous-muqueux participaient également à l'infiltration qui existait aussi dans tout le larynx et les cordes vocales, d'où s'élevaient de petites végétations rougeâtres, disposées de telle sorte qu'elles obstruaient la glotte pendant l'inspiration et laissaient, au contraire, son ouverture libre pendant l'expiration ; il y avait aussi une infiltration purulente très étendue dans le tissu sous-muqueux situé entre le larynx et le pharynx ; une incision donna issue à quatre grammes d'un pus jaune.

Obs. 5 (recueillie par M. Cayol). — *OEdème de la glotte chez un homme atteint de phthisie laryngée et à la suite d'une fièvre intermittente quotidienne.* — Pierre Bailly, cordonnier, quarante-cinq ans, commença à avoir la fièvre le 22 septembre 1808 ; une toux qui lui était habituelle s'aggrava ; il expectorait d'abondantes mucosités limpides : voix enrouée, puis voilée ; douleur dans la gorge, respiration gênée, étouffements par intervalles. Le 8 novembre, la position continuant à s'empirer, il survint un violent accès de suffocation qui se reproduisit plusieurs fois les jours suivants. Le 20, la face est bouffie ; l'abdomen tendu, inspiration longue, pénible, sifflante, s'accompagnant de grimaces dues à la dilatation convulsive des ailes du nez et à l'abaissement des lèvres ; expiration libre, extinction complète de la voix, gêne plutôt que douleur, haleine nauséeuse. Même état jusqu'au 12 décembre ; la respiration est particulièrement gênée pendant la nuit ; ce jour, accès violent, facies livide, efforts considérables pour respirer ; le malade élève la tête et la penche en arrière ; yeux fixes, éteints ; grincements de dents ; mort.

Autopsie. Ouverture de la glotte peu rétrécie, bords quadruplés par l'infiltration d'une sérosité limpide combinée ; en les rapprochant on bouche la glotte ; épiglotte large, mais sans altération ; deux ulcères à la partie postérieure de chaque ventricule ayant détruit une partie de la corde vocale supérieure et des cartilages.

OBS. 6 (recueillie par M. Cayol). — *Anévrysme pris pour un œdème de la glotte.* — Ce cas, il est vrai, ne devait pas faire partie des faits que nous rassemblons ici, puisqu'il est question d'un anévrysme de l'aorte ; mais la même considération qui a porté Bayle à le joindre à ceux qui précèdent nous engage aussi à le conserver. Cette considération résulte de l'erreur qui a été commise, cet anévrysme ayant été pris pendant la vie pour un œdème de la glotte.

Et. Pillet, charron, quarante-huit ans, lors de son entrée le 29 octobre 1808 présentait les symptômes suivants : toux, expectoration filante, inspiration sifflante, expiration libre et facile, douleur au larynx, dyspnée augmentée par l'exercice, mais sans palpitations ; embonpoint presque normal, absence du pouls au bras droit, remarquée depuis longtemps par le malade. Dans le mois de décembre et le commencement de janvier, même état, peut-être légère amélioration. 20 janvier, la douleur de gorge est plus forte, on aperçoit des traces de rougeur sur le voile du palais et les membranes de l'arrière-gorge, et comme chez ce malade il y avait eu autrefois des affections vénériennes, on prescrivit la liqueur de Van Swieten, qui fut sans effet. 26, accès grave de suffocation. Pour que la respiration s'exécute, il faut que le corps soit fortement *penché en avant* ; inspiration bruyante (vésicatoire au devant du cou) ; amendement le 27, mais redoublement dans la nuit ; face livide, etc., etc. (tartre stibié, 30 gramm.) ; vomissements superflus ; mort dans la matinée du 28.

Autopsie. Nulle trace de maladie dans le larynx, ni dans la gorge ; tumeur anévrysmale, grosse comme

le poing, adhérant à la colonne vertébrale, éloignée
par cela même du sternum, où l'on aurait pu sentir
ses battements, et comprimant la partie postérieure
et inférieure de la trachée.

L'écrit le plus remarquable sur l'angine laryngée
œdémateuse, après celui de Bayle, c'est la thèse de
M. Tuillier, qui se trouve parmi celles de la Faculté
pour l'année 1815. Ce travail, où sont rappelés les
travaux antérieurs, est fondé sur les observations qui
vont suivre, et où nous allons voir apparaître un fait
nouveau, fort important pour le diagnostic, le bourrelet œdémateux.

Obs. 7. — *OEdème de la glotte à la suite d'une fièvre
gastrique.* — Poirier (Pierre), dix-huit ans, soldat,
était à peine remis d'une fièvre gastrique assez grave,
lorsque, le 22 juin 1813, il ressent tout à coup de la
pesanteur à la gorge, avec difficulté de respirer,
poussée jusqu'à la strangulation ; le 23, étouffement
plus considérable, anxiété, gêne douloureuse, obstacle produit comme par un corps étranger, voix éteinte,
inspiration bruyante et sonore dans la poitrine. Il
relève la tête et la penche en arrière pendant les accès, ouvrant largement la bouche et soulevant tout le
thorax. A neuf heures et demie du soir, sueur gluante,
regard étonné, vacillant ; face livide comme dans l'a-
gonie des asthmatiques ; mort à dix heures.

Autopsie. Glotte complètement obturée par le
gonflement de ses bords, qui ne va pas au delà des
cordes vocales. Décoloration de la muqueuse, qui est
moins le siége de l'œdème que le tissu cellulaire. Infiltration d'un pus épais que ni l'incision ni la pression ne font sortir.

Obs. 8. — *OEdème de la glotte pendant la convalescence
d'une fracture.* — Thuot était convalescent par suite
d'une fracture; le 26 février, il éprouve un resserrement

de la gorge ; la respiration seule est gênée (vomitif); peu de soulagement, augmentation de la dyspnée. Le 27, même état que la veille, inspiration difficile, expiration facile, voix rauque, affaiblie ; pouls fréquent, douleur peu sensible à la pression ; en portant le doigt jusque dans la gorge et en lui faisant franchir l'épiglotte, on sent, en l'abaissant, le gonflement des bords de l'ouverture laryngienne, sous forme de bourrelet ; accès de suffocation répétés, phénomènes d'asphyxie ; mort le soir.

Autopsie. Bourrelet circulaire, mou, plus prononcé à droite et fermant presque complètement l'entrée de la glotte ; épiglotte repoussée vers la langue, les bords latéraux sont tuméfiés et rapprochés ; muqueuse pâle et flasque, infiltration d'une matière séro-purulente combinée, sans rougeur ni aucun désordre dans les parties.

OBS. 9. — *OEdème de la glotte pendant la convalescence d'une fièvre adynamique.* — Mesnard, vingt-trois ans, soldat, convalescent d'une fièvre adynamique, éprouve sans cause indiquée, le 26 mai 1814, une douleur sourde à la gorge ; légère dyspnée, privation de sommeil et déglutition normale. 27, dyspnée plus grande, inspiration libre, apyréxie (vésicatoire au col, sinapismes aux mains, aux pieds, etc. ; tisane d'orge, oxymel). 28. Sensation de gonflement, voix faible, rauque, angoisses pendant les accès, qui ressemblent à ceux précédemment décrits ; mort.

Autopsie. Gonflement œdémateux de l'épiglotte, bords rapprochés et semblant se confondre avec ceux de la glotte, également tuméfiés ; matière séro-purulente combinée, nul désordre inflammatoire.

OBS. 10. — *OEdeme pendant la convalescence d'une fièvre intermittente,* tirée d'une thèse soutenue, en 1813, par L. Finaz de Seyssel. — Jacques Desbordes avait été traité, à l'Hôtel-Dieu de Lyon, d'une fièvre intermit-

— 15 —

tente; entré en pleine convalescence, il ressent un
jour une douleur ou plutôt un sentiment de gêne et
de pesanteur à la gorge; il se gargarise et n'en éprouve
aucun soulagement. Le lendemain, la dyspnée était
considérable (vésicatoire à la nuque); le troisième jour,
accroissement des accidents; on n'aperçoit à la vue ni
on ne découvre avec le doigt le bourrelet œdémateux.
Cathétérisme du larynx proposé et refusé (sangsues
au cou, liniment cantharidé). Mort le même jour.

Autopsie. Infiltration d'une sérosité limpide limitée
exclusivement aux bords de l'orifice de la glotte et
sans aucune trace de phlegmasie ni de désordres organiques.

Obs. 11.—*OEdème consécutif à des désordres organiques du larynx.*—Durand, vingt-cinq ans, tambour,
atteint depuis quatre mois d'une affection grave des
parties avoisinant le larynx, entre à l'hôpital le 5
thermidor an XI. Il a de la toux; sa voix est rauque,
éteinte; inspiration difficile, sifflante; expiration facile. Le 6, suffocation imminente; il expectore abon-
damment. Mort le 7.

Autopsie. Boursouflement considérable de l'épiglotte, et notamment du bord droit, qui offre 3 lignes
d'épaisseur; bourrelet également volumineux, mol-
lasse, circonscrivant l'entrée de la glotte; infiltration
générale, mais légère, de la muqueuse du larynx, qui
est molle et tremblotante, ainsi que les cordes vocales; désorganisation considérable de la glande thymus et des organes voisins.

Obs. 12.—*OEdème chez une femme sujette à l'enrouement.*— Mᵐᵉ Léveillée, trente-quatre ans, ordinairement enrouée et sujette aux maux de gorge, est ar-
rêtée de nouveau le 17 décembre 1814; mais, quoiqu'elle éprouve encore de la douleur dans la gorge,
cette douleur n'a pas les caractères habituels; cette
fois c'est plutôt une gêne; elle s'accompagne d'étouf-

fement, la déglutition s'opère sans peine; la respiration seule est difficile; il lui semble que son cou est gonflé, et cependant il n'y en a aucune apparence. Le 22, accès de suffocation pendant lequel elle porte violemment la tête en arrière; voix faible, entrecoupée; elle ne peut, dit-elle, respirer, mais *elle rend son vent avec facilité.*(Julep, vésicatoire au cou.) Les choses persistent en cet état jusqu'au 28; on n'aperçoit aucune trace de désordres dans l'arrière-gorge; mais le doigt, porté jusque derrière l'épiglotte, sent manifestement une tumeur molle, indolente, signe pathognomonique de l'affection; alors une toux fréquente survient, bientôt suivie d'une copieuse excrétion de matières visqueuses, mêlées de stries sanguinolentes; sous l'influence de cette évacuation, pour ainsi dire critique, le mal diminue rapidement et disparaît. Le 4 février la malade était guérie, conservant un peu de faiblesse dans la voix.

Le fait suivant appartient à M. Maccartan et se trouve inséré dans le tome 45 du *Journal de médecine*, p. 338; mais on hésitera peut-être à reconnaître dans les symptômes qu'il indique, les signes caractéristiques de l'angine œdémateuse.

Obs. 13. — Un soldat en état de convalescence d'une pneumonie catarrhale, et qui crachait beaucoup encore, s'étant exposé à la pluie, est pris d'un frisson et d'un grand mal de gorge. Trois saignées sont vainement pratiquées. Ce mal fait de rapides progrès; la toux est violente, les mucosités abondent au larynx, mais ne peuvent être rejetées; suffocation imminente, respiration stertoreuse, impossibilité de parler et d'avaler; pouls intermittent. Il y a dans toute l'arrière-gorge un engorgement sensible, mais blanc, sans rougeur, tel, en un mot, que celui dont parle Sauvages au sujet de l'angine. (Ventouses sous les clavi-

Cules, lavement purgatif, vésicatoire à la nuque.) Le mal résiste (gargarisme de poudre de moutarde délayée dans de l'eau); salivation abondante; guérison prompte, paraissant due à l'effet de ce sialagogue.

Obs. 14. — *OEdème de la glotte survenu dans le cours d'une fièvre grave.*— Je place ici un fait qui se trouve dans mes notes, sans indication de la source où il a été puisé, et que je crois avoir été extrait de Morgagni. « Un laboureur de quarante ans avait une fièvre assez grave avec inégalité de pouls, mais sans aucun autre symptôme, si ce n'est peut-être un peu de faiblesse dans la voix, qui lui était naturelle. *Summissâ ut solebat, voce, sed tamen explicata nec rauca.* Ce malade succomba inopinément une demi-heure après un premier examen où l'on avait constaté les phénomènes que je viens d'exposer.

Autopsie. Rougeur légère du péritoine, ascite, coloration livide de la muqueuse qui tapisse la luette, l'épiglotte, l'entrée et l'intérieur du larynx. Dans le milieu du tissu sous-jacent était infiltrée et comme combinée une matière d'apparence gélatineuse. Les bords de la glotte étaient rénitents, d'un blanc nacré et rapprochés par suite de leur gonflement.

Dans un mémoire inséré dans le *Journal de médecine,* avril 1823, page 238, M. Lisfranc rapporte cinq faits d'angine laryngée œdémateuse; mais ces faits n'ayant d'importance à ses yeux que sous le rapport thérapeutique, il se borne à les faire précéder d'une histoire générale de la maladie et à indiquer pour chacun les résultats du traitement qu'il préconise et qui consiste dans la scarification du bourrelet œdémateux. Ce bourrelet étant un signe pathognomonique, il ne semble point qu'il y ait à craindre, à l'égard de ces cas, d'erreur de diagnostic.

Obs. 15 et 16. — Chez ces deux sujets, où la scari-

fication fut pratiquée, la guérison eut lieu en huit
jours.

Obs. 17. — Chez le troisième, la respiration devient
d'abord plus facile ; mais bientôt des symptômes d'inflammation étant survenus ajoutèrent à la gravité du
mal ; heureusement ils furent promptement arrêtés.

Obs. 18. — Un quatrième offrit encore la même
complication, et cette fois le traitement antiphlogisti-
que eut moins de puissance. On fut obligé de revenir
à la scarification qui réussit complètement.

Obs. 19. — Dans ce cas, les scarifications échouè-
rent, mais l'œdème n'était qu'un accident suprême
d'une phthisie laryngée arrivée à son dernier terme.

Obs. 20. — Le cas qui fait le sujet de cette observation a été publié séparément par l'auteur,
trois ans après dans le même journal, tome 98,
p. 425, année 1826. Il s'agit d'une dame menacée de
suffocation et présentant tous les signes de l'angine
laryngée œdémateuse. Elle éprouvait dans la gorge le
sentiment d'un corps étranger qui suivait les mouvements d'élévation et d'abaissement du larynx. Le doigt
porté sur la glotte y constatait l'existence d'une tumeur molle, bourrelet œdémateux. Aussitôt la scarification pratiquée, le dégorgement eut lieu et la respiration ne tarda pas à être entièrement rétablie.

Les trois faits suivants appartiennent à **M. Bouillaud.** Ces faits ont été l'objet d'un travail que ce
professeur a publié dans les *Annales de médecine,*
année 1825, et ont été reproduits dans son article du
Dictionnaire pratique sur l'œdème de la glotte.

Obs. 21. — *Laryngo-pharyngite aiguë ; mort le septième jour.* — Plagne Louise, trente-quatre ans, forte,
cuisinière, fut reçue à l'hôpital Cochin le 29 décembre
1821. Orthopnée, déglutition difficile, voix rauque,
éteinte, entrecoupée ; visage pâle, exprimant la frayeur

et l'anxiété; œil abattu; pouls petit. La maladie datait de quatre jours après une exposition au froid, étant en sueur, et avait été précédée de frissons. Sangsues, potion calmante .... angoisses terribles dans la nuit, pas de sommeil. Le 30, plus de tranquillité, rejet de matières purulentes plutôt par expiration que par toux. Peau froide. A minuit, râle bruyant. 31, à sept heures, mort.

Autopsie. Muqueuse du larynx et du pharynx rouge, vif; à gauche dans le larynx, ulcération à fond grisâtre et à bords relevés. Épiglotte enflammée, épaisse de plus de trois lignes, ainsi que ses ligaments. Gonflement considérable du tissu cellulaire autour de la glotte qui a moins l'apparence d'une fente que d'un trou. Traces d'inflammation dans les organes environnants, infiltration purulente dans tous les muscles qui recouvrent le larynx.

Obs. 22.—*Même affection; point de sangsues; mort le septième jour.*—Éléonore Le Mindre, trente-quatre ans, couturière, sanguine, convalescente d'une affection du cœur, fut saisie d'un violent frisson le 23 février 1822; le lendemain, érysipèle de la face. 25, 26, progrès de la maladie. 27, douleur vive à la gorge, déglutition difficile; respiration gênée, haute et précipitée. La malade refuse les sangsues. 28, accidents plus violents. Elle porte les doigts dans le fond de la bouche, comme pour arracher l'obstacle qui l'empêche de respirer. 1er mars, tuméfaction énorme du cou; aphonie complète, mort.

Autopsie. Embonpoint; muqueuse des bronches, du pharynx et du larynx rouge et enflammée. Épiglotte et ses ligaments épaissis. Glotte ayant la forme d'un trou étroit à cause du gonflement des parties environnantes; tissu cellulaire du larynx, du cou, de la face, des paupières, gonflé, injecté, rouge, œdémateux, infiltré de pus.

Obs. 23. — *Même cas ; sangsues tardivement appliquées ; mort le sixième jour.*—Ch. Garnier, marbrier, était prêt à sortir de l'hospice Cochin , guéri de douleurs rhumatismales, pour lesquelles il y avait été reçu. Le 11 novembre 1822 , mal de gorge sans cause déclarée ; fièvre (pédiluve , gargarisme). Le 12, symptômes graves, inspiration difficile , râleuse ; parole embarrassée, empâtée. Le malade , pour respirer, ouvrait largement la bouche ; gonflement des amygdales, déglutition difficile (18 sangsues). Nuit du 13 au 14 , agitation , délire. 14 , assoupissement, face livide , lèvres bleuâtres, respiration fréquente , précipitée ; râle des agonisants ; dilatation des ailes du nez. Extrémités froides ; pouls vif , accéléré. 25 sangsues. Le soir, moins de gêne ; râle sec et ronflant dans la poitrine. 15, état désespéré (vésicatoire au cou) ; mort à six heures.

Autopsie. Glotte rétrécie de moitié , lèvres œdémateuses. Infiltration du muscle aryténoïdien. Surface des amygdales ulcérée , grisâtre ; tissu cellulaire environnant le pharynx et le larynx œdémateux. Quelques gouttelettes de pus dans ses aréoles ; muqueuse laryngée couverte d'un mucus puriforme ; injectée, mais beaucoup moins que celle de la trachée.

Voici le résultat de deux opérations pratiquées l'une en juin 1830 par M. Roux, l'autre en novembre 1832 par Dupuytren (*Lancette française*).

Obs. 24.—*OEdème sans cause connue ; trachéotomie.*—Homme âgé de soixante dix-sept ans, malade depuis trois jours ; voix rauque, croupale , accès de suffocation, mort imminente. M. Roux croit reconnaître les signes de l'œdème laryngé. Trachéotomie , soulagement. La respiration s'opère par l'ouverture artificielle. Le malade est reporté chez lui : son médecin enlève la canule ; mais le malade succombe.

M. Roux dit qu'il a opéré dans les mêmes circonstances divers individus avec des succès variés; une femme vit encore (obs. 28); point d'autopsie.

Obs. 25. — *OEdème de la glotte chez une femme sujette aux angines; trachéotomie.*—Une lingère, trente-quatre ans, sujette aux angines, est, dans une dernière maladie de ce genre, atteinte des plus graves symptômes de suffocation. Tuméfaction blanche de l'épiglotte, visible à l'œil et surtout appréciable par le toucher. Lèvres de la glotte gonflées; voix éteinte. Efforts de tous les muscles respirateurs, inspiration sifflante; incision dans l'espace crico-thyroïdien en travers. Canule à demeure; amélioration; mais les suites n'en sont pas indiquées.

L'opération fut également faite dans le cas ci-après (Ollivier de Brullais, *Thèse sur l'œdème de la glotte*, avril 1835).

Obs. 26. — *OEdème de la glotte à la suite d'un abcès de la glotte; laryngotomie; mort.* — Un capitaine au cabotage, quarante-cinq ans, lymphatique, ayant subi plusieurs traitements mercuriels et la ponction d'une double hydrocèle, fut atteint en septembre 1822 d'un abcès au fond de la bouche; depuis lors il demeura sujet à des douleurs sus-sternales et du larynx; sa voix était enrouée. Dans un voyage qu'il fit de Bordeaux à Nantes, le mal s'accrut. Des émissions sanguines ne produisirent aucun bien, l'asphyxie était imminente. Laryngotomie. Tuyau de plume en guise de canule; amélioration sensible pendant trois jours; mort.

Autopsie. Muqueuse épiglottique blafarde. Infiltration gélatiniforme des téguments aryténo-épiglottiques qui sont mouvants et tremblotants; gonflement plus prononcé à gauche; lèvres de la glotte œdématiées, blanches; les cordes vocales inférieures, dures et épaisses, crient sous le scalpel; effacement des si-

nus. Carie du cartilage cricoïde, détachement et altération du chaton de cet os ; altération profonde des
muscles intrinsèques.

OBS. 27. — *Fait curieux par la cause des accidents ;
laryngo-trachéotomie pratiquée par M. Roux ; mort.*
(*Archiv. de méd.*, tom. 27, 1830.) — Ouvrier, vingt-
quatre ans, fort, contracte la syphilis dans le commencement de l'été 1830. Quelques mois après, douleurs de gorge, déglutition pénible, voix rauque, faible, puis tout à coup aphone. Il entre dans le service
de M. Fouquier, à la Charité, et l'on reconnaît du
gonflement aux amygdales avec ulcération de la luette
et du voile du palais. (Pilules mercurielles.)Plus tard,
fumigations de sublimé à l'aide de l'appareil de Richard. Immédiatement après ces fumigations, picotements au larynx, sècheresse à la gorge. Au bout de
quarante-huit heures, dyspnée, signes de l'œdème de
la glotte, sensation d'un corps étranger, efforts de respiration, inspiration pénible ; expiration facile. M.
Roux ne sent point le bourrelet œdémateux. 14 décembre, symptômes alarmants ; opération comme ci-
dessus. Mais le malade pâlit et succombe avant qu'elle
soit complètement terminée. Les uns ont attribué la
mort au sang tombé dans les bronches qu'il a obstruées,
les autres à l'introduction de l'air dans une des veines
thyroïdiennes.

Autopsie. Érosion des bords de l'épiglotte, qui est
doublée de volume et dont la surface est couverte de
végétations. Infiltration des lèvres de la glotte ; calibre
du larynx normal. Ulcérations sur les cordes vocales. Poumon congestionné comme dans l'asphyxie.

OBS. 28. — *OEdème de la glotte ; absence de détails ;
trachéotomie pratiquée avec succès.* — La malade dont
il s'agit ici, quoique exposée pendant l'opération à un
danger semblable à celui qui fit succomber un des
précédents opérés (obs. 24), eut cependant plus de

bonheur que ce dernier M. Roux agrandit l'incision; retira par aspiration au moyen d'une sonde le sang qui obstruait les bronches et la malade fut sauvée.

Obs. 29. — *OEdème laryngé suite d'un érysipèle œdémateux* (revue clinique , service de M. Chomel , par M. Pidoux, *Journ. des conn. méd.-chirurg.*; 1835). — Une malade, affectée d'une maladie organique du cœur avec empâtement du tissu cellulaire dans diverses régions, était depuis longtemps dans les salles de l'Hôtel-Dieu, lorsqu'elle fut prise d'un érysipèle qui s'étendit promptement à tout le visage et au cou. Bientôt les signes de l'œdème laryngé se déclarèrent. L'expiration était aussi gênée que l'inspiration. Le doigt ne pouvait sentir de bourrelet glottique. La malade succomba.

Autopsie. Les parties extérieures, face et cou, sont œdématiées ; infiltration des ligaments aryténo-épiglottiques ; rien aux bords de la glotte ni dans l'intérieur du larynx.

Faits de M. Trousseau (Traité de phthisie laryngée), art. sur les rapports de l'angine œdémateuse avec la phthisie laryngée (*Journ. des conn. médico-chirurgicales*, janvier 1836).

Obs. 30. — *OEdème de la glotte compliquant l'anasarque.* — Une petite fille de huit ans , que voyait M. le docteur Henry, commença au 8e jour d'une fièvre éruptive à être atteinte d'anasarque. Le gonflement fit de rapides progrès; puis, des symptômes d'angine œdémateuse étant survenus, M. Trousseau fut appelé en consultation. Il reconnut, en effet, l'existence de cette terrible affection ; mais, grâce à des boissons sudorifiques et diurétiques énergiques, l'anasarque et l'œdème laryngé marchèrent vers une résolution prompte. Crise par les urines et les sueurs.

Obs. 31.—*OEdème de la glotte consécutif à une détérioration de l'économie; trachéotomie; mort.* — Un portier, cinquante-deux ans, amaigri par les souffrances et les privations, est reçu à l'Hôtel-Dieu en novembre 1834 ; sa voix , dit-il , est altérée depuis 13 mois. Alors elle est tout-à-fait éteinte. Efforts pénibles pour respirer ; inspiration laborieuse , sifflante ; expiration exigeant aussi le concours des muscles abdominaux ; orthopnée; déglutition pénible , bourrelet constaté , pression extérieure douloureuse, traitement antisyphilitique à cause des antécédents ; amélioration passagère , imminence de la mort; trachéotomie : le malade succombe pendant l'opération.

Autopsie. Épiglotte tuméfiée , lèvres de la glotte gonflées et dures , comme squirrheuses ; muqueuse recouverte d'ulcérations ; ouverture effacée.

Obs. 32. — *OEdème de la glotte , précédé d'aphonie ; trachéotomie ; mort.* — De Serry , quarante-deux ans, a toujours été bien portant jusqu'en 1834. En janvier 1835, la voix s'altère et devient aphone ; en juillet la respiration est difficile, il y a des accès de suffocation ; inspiration difficile, éclatante , rappelant le mugissement du veau ou le rugissement du lion.

Le 12, le malade est menacé de suffocation ; trachéotomie, canule fixée convenablement; aussitôt la respiration devient plus facile ; elle reste néanmoins fréquente, 40 à la minute. Sous ce rapport, l'amélioration continue , mais le malade est enlevé le cinquième jour par une pneumonie.

Autopsie. Ligament aryténo-épiglottique tuméfié , épais de quatre lignes et pendant dans le larynx ; intumescence œdémateuse en haut et en arrière du larynx se continuant avec la précédente ; côté gauche du larynx doublé d'épaisseur ; gonflement de la corde vocale gauche ; sanie purulente et production accidentelle lardacée dans le ventricule gauche.

Observations extraites du savant article de **M. Legroux** sur l'angine œdémateuse. (*Journ. des conn.
médico-chirurg.*, septembre 1839.)

Obs. 33. — *Catarrhe pulmonaire, angine œdémateuse; mort.* — Boucher, employé, cinquante-quatre
ans,fort, entré à l'hôpital Cochin le 3 janvier 1825,
présentant les symptômes d'un catarrhe déjà avancé
et fébrile, un peu de raucité dans la voix. (Boissons
pectorales, julep, kermès.) Le 23 il se lève et prend
froid ; la température était un peu froide et humide ;
mal de gorge, déglutition gênée, inspiration difficile,
voix plus rauque, nuit agitée. 24, gêne, inspiration ronflante, orthopnée. (Saignée du bras.) Dans la
journée, efforts violents de respiration, inspiration
courte, ronflante, terminée par un cri de coq ; expiration facile; rougeur pâle et tuméfaction œdémateuse de la luette, du voile du palais et des amygdales ; déglutition difficile ; sueur visqueuse, principalement au cou. Saignée, émétique, sangsues, sinapismes au cou ; mort trois heures après ; point de mention du bourrelet.

Autopsie. Infiltration de sérosité citrine dans le
tissu cellulaire de la base de la langue, du voile du
palais et de ses piliers,de la luette ; épiglotte boursouflée, infiltrée et fortement relevée ; légère teinte rosée
de ces parties ; deux ulcérations à la partie droite, supérieure et postérieure du pharynx, loin du siège du
mal ; replis muqueux aryténoïdiens également œdématiés, flasques et s'affaissant facilement sur l'ouverture du larynx. Infiltration très faible dans les sinus,
mais reparaissant dans la muqueuse de la trachée qui
est colorée en rouge; point de mention de la combinaison de la sérosité.

Obs. 34. — *OEdème de la glotte survenu dans le
cours d'une affection rhumatismale.*—Bonnet Pierre,
carrier, fort, soixante-dix ans, entré à l'hôpital Co-

chin le 22 janvier 1825 , atteint de symptômes vers la
tête ; il a en même temps de l'engorgement autour de
l'articulation des doigts : bien portant du reste. (Sangsues aux oreilles, tisane d'arnica.)Sueurs aigres, abondantes ; diminution du mal de tête et de l'empâtement
des doigts. Le 6 mars , douleurs avec chaleur dans la
gorge , difficulté de la déglutition. L'inspiration des
parties est rendue impossible par les soulèvements
spasmodiques que chaque tentative suscite ; pouls
plein (saignée); amélioration , mais voix rauque.
(Adoucissants , quelques bouillons.) Voix rauque ,
affaiblie, inspiration difficile et courte , expiration
accompagnée d'un frôlement marqué. (40 sangsues au
cou.) Augmentation des accidents dans la journée ; le
doigt introduit avec peine dans le fond de la bouche
sent le gonflement des bords de la glotte ; déchirure
de la muqueuse avec les ongles ; réussite incomplète ;
il s'écoule néanmoins un peu de sang et beaucoup de
mucosité ; la suffocation est moins imminente ; mais
elle devient intense vers le soir ; nouvelle déchirure
avec les ongles taillés en pointe. (Vésicatoire au cou.)
9 , mieux inespéré, respiration libre, voix moins rauque , le vésicatoire avait très bien fait, et le malade
avait rendu un flux de mucosités; la guérison fut complète vers la fin du mois.

Obs. 35.— *Pleuropneumonie avec récidives , fièvre
tierce ; angine œdémateuse; mort.* — Ét. Binet , dix-
huit ans, drapier , fort , habitant Paris depuis deux
mois, entra le 9 mai 1839 à l'Hôtel-Dieu , avec une
pleuropneumonie grave , traitée par les émissions sanguines et le tartre stibié à hautes doses, elle avait subi
une notable diminution lorsque, le 7 juin, survint un
accès de fièvre intermittente qui se renouvela les jours
suivants, sous le type tierce. Le 11 , léger mal de gorge,
point de cause indiquée ; gonflement du larynx appa-
rent à l'extérieur; voix croupale; impossibilité d'ava-

-ler ; suffocation imminente. (Sangsues au cou.) Le 12,
orthopnée ; figure plombée, inspiration pénible ; expiration facile ; aphonie ; la respiration s'arrête par
moments , comme si un corps venait s'arrêter sur le
larynx ; bourrelet constaté ; épiglotte ayant la forme
d'une noisette ; déchirure avec l'ongle ; opération pénible ; sortie de mucosités ; léger soulagement. (Vésicatoire au cou.) Insufflation d'alun dans la journée
parce que les symptômes s'aggravent ; ces insufflations
trois fois répétées occasionent une forte expectoration.
Le 13, amélioration sensible. (Mêmes moyens.) Le 14,
aphonie ; infiltration apparente de la luette et des
piliers du voile du palais. Le 15, l'amélioration continue du côté du larynx, mais les accidents de la poitrine reprennent de l'intensité , et le malade finit par
s'éteindre le soir du 16.

Autopsie. Désordres divers dans la poitrine ; infiltration purulente dans les replis aryténo-épiglottiques.
Ces replis sont épaissis, mais fermes , et laissent libre
l'entrée de la glotte ; les tissus de la gouttière latérale
pharyngo-laryngienne du côté gauche sont également
gorgés par la même matière ; diverses collections de
pus entre les cartilages thyroïde et cricoïde ; ces cartilages ne sont point altérés ; surface laryngée de l'épiglotte présentant trois ulcérations superficielles ; épiglotte peu mobile et ne recouvrant point l'ouverture
du larynx ; aucune altération dans le larynx ni dans
la trachée.

OBS. 36.—*Angine laryngée œdémateuse ; émissions
sanguines ; guérison.*—Marguerite , vingt-quatre ans,
domestique, nerveuse et forte, s'échauffe à une course
par une température élevée, le 11 juin 1839 ; douleur
de gorge. Le 13, douleur vive au larynx, augmentant
par l'inspiration et par la pression ; inspiration faisant
éprouver un sentiment de pesanteur , avec frôlement ;
voix rauque ; rougeur dans tout le pharynx sans gon-

flement ; l'épiglotte fait saillie au-dessus de la langue. (Saignée, sangsues, cataplasmes.) Neuf heures du soir, voix meilleure ; inspiration plus facile et plus naturelle ; le sang coule toujours par les piqûres de sangsues. 14, continuation du mieux ; l'épiglotte reprend son volume ordinaire ; quelques jours après, impression de froid ; retour des accidents qui cèdent à une seule application de sangsues.

Fait de M. Bricheteau, tiré d'un judicieux travail inséré dans les *Arch. méd.*, 1841, 314, et où l'on remarque l'emploi avantageux d'un nouvel agent thérapeutique, les frictions mercurielles.

OBS. 37.—*OEdème de la glotte ; enrouement habituel ; guérison.* — La femme d'un marchand de vin de Grenelle, enrouée d'habitude, s'étant exposée au froid ayant chaud, fut prise d'un resserrement dans la gorge ; la voix s'éteignit ; puis quatre semaines après, le 25 janvier 1841, elle eut plusieurs accès de suffocation, affectant surtout de reparaître pendant la nuit ; on lui appliqua des sangsues, un vésicatoire : tout cela fut sans effet. La malade entre à Necker le 4 février : nouvelle saignée ; l'inspiration est bruyante, difficile, anormale ; le lendemain, voix plus altérée ; crachats sanglants, noirs ; orthopnée ; suffocation ; nulle douleur à la gorge ; épiglotte gonflée à la vue. (Frictions mercurielles de 8 grammes, deux fois le soir ; le 7 salivation, un peu plus de liberté dans la respiration. Dans la nuit, deux accès violents ; salivation de plus en plus abondante ; la dyspnée est moindre ; gencives gonflées ; déglutition difficile. 8, point d'accès ; succès définitif : sortie le 10.

OBS. 38. — *OEdème de la glotte survenu pendant la convalescence d'une pneumonie ; mort.* — Une lingère de Vaugirard était à l'hôpital, convalescente d'une grave pneumonie. Le 20 mai 1841, mal de gorge qui augmente le jour suivant ; déglutition difficile ; voix rauque ; expectoration muqueuse abondante. (20, sangsues.) Inspiration et expiration bruyantes et gênées ; toux presque croupale. (21, 22, frictions tartre stibié.) Retour du calme momentanément, bourrelet œdémateux. 25, accès ; suffocation. M. Trousseau est appelé. Trachéotomie ; respiration facile, mais la malade succombe à la prostration.

Autopsie. Replis aryténoïdes gonflés, rouges ; abcès dans le droit ; destruction crico-aryténoïdienne ; aryténoïdes ossifiés ; muqueuse de la partie inférieure du larynx indurée, lardacée ; carie du cricoïde en arrière.

Ob. 39.—*OEdème de la glotte chez un individu sujet à l'angine.* — Un négociant, quarante-huit ans, sujet à l'angine, ressent le 14 août 1840 une douleur à la gorge et de la difficulté à avaler. Le 15, il s'y joint de la dyspnée qui augmente les jours suivants. 17, inspiration sifflante ; expiration facile ; menace d'asphyxie ; empâtement au-dessous de l'angle de la mâchoire ; œdème de l'arrière-bouche ; bourrelet. Ce malade est transporté à la maison royale de santé, où M. Monod pratique la trachéotomie, qui réussit ; la plaie fut longue à se cicatriser ; il survint une bronchite qui força de maintenir la plaie ouverte.

D'autres faits plus ou moins circonstanciés existent encore dans la science ; tel est celui que M. Blache cite dans le *Dict. de méd.*, 2ᵉ édit., et que lui a communiqué M. Henri Roger.

Obs. 40.— *OEdème de la glotte ; mal de gorge ; suffocation rapide.*—Au mois de mars 1835, un infirmier de l'Hôtel-Dieu souffrait depuis deux jours d'un mal de gorge ; cette indisposition était si légère qu'il ne crut pas devoir interrompre son service. Vers les quatre heures du soir, il est pris de suffocation et meurt avant

que l'interne de garde ne puisse arriver à son secours.
On rencontra un gonflement notable de l'épiglotte et
une infiltration séreuse des replis aryténo-épiglottiques.

Cet autre de M. Barrier (*Journ. des conn. méd.-chi-
rurg.*, juillet 1842.).

Obs. 40. — Bruchet-Victor, sept ans et demi,
avait été admis à l'hôpital des Enfants pour y être
traité d'une conjonctivite et d'une affection à la peau.
La guérison était presque complète, lorsque, le 3 mai,
se déclarèrent les symptômes de la scarlatine; celle-
ci parcourut régulièrement ses périodes; mais le petit
malade, mal surveillé s'exposa au refroidissement dans
une journée humide; c'était pendant la période de
desquamation. Le 10 mai, on reconnut de l'œdème à la
face; toux ; point de dyspnée ; peau chaude ; point de
fièvre. Le 12, un des poumons s'embarrasse; rien encore vers la gorge ; fièvre. (Bain de vapeur, tisane
nitrée.) Vers le soir, respiration difficile à la suite d'un
bain de vapeur ; suffocation imminente; inspiration
difficile ; expiration normale ; efforts respirateurs
considérables, précipités, 70 respirations par minute; voix faible, entrecoupée ; agitation extrême.
L'enfant s'écrie qu'il étouffe, porte la main au devant
du larynx, comme pour en arracher ce qui lui nuit ;
face violacée, etc., etc. Le cas est méconnu. (Saignée,
eau bouillante.) On se dispose à faire la trachéotomie ;
il était trop tard, l'enfant succombe.

Autopsie. Sérosité limpide infiltrant le tissu cellulaire sous-cutané de tout le corps et même celui des
parties profondes; il en existe dans les principales
cavités séreuses sans aucune trace de phlogose sur les
membranes; replis aryténoïdiens si œdématiés que leur
rapprochement sollicité en faisant le vide par la trachée artère obture l'orifice du larynx. Si l'on imite

un effort très brusque de respiration, le rapprochement est assez complet pour fermer tout accès à l'entrée de l'air ; il se produit même un bruit aigu et
criard ; toute la muqueuse du larynx est elle-même
soulevée par l'œdème ; l'infiltration au-dessous des
cordes vocales inférieures siége plus dans la muqueuse que dans son tissu cellulaire ; nulle trace
d'inflammation ; la sérosité *s'écoule assez facilement*
des incisions.

Divers cas, dont les résultats autopsiques ont été
communiqués à la Société anatomique et sont con-
signés dans le bulletin de cette Société.

OBS. 41. — *OEdème de la glotte survenu pendant
les couches.* — Une femme de trente ans, récemment
accouchée, est prise de douleur à la gorge. Modéré
dans le principe, le mal fait des progrès effrayants et
instantanés. Le quatorzième jour, accès de suffocation répétés. On croit à un abcès du larynx ; la malade succombe, et l'on rencontre à l'autopsie seulement un œdème prononcé des parties latérales de la
glotte. (*Rev. méd.*, tom. III, 1833, page 228.)

OBS. 42. — OEdème exclusivement borné aux replis aryténo-épiglottiques chez une femme dont
M. Bouchacourt cite l'histoire. La voix était rauque et
affaiblie, sans être entièrement éteinte. (*Bulletin*,
1829, page 325.)

OBS. 43. — Infiltration purulente des bords de la
glotte et de l'épiglotte, due à la communication de
ces parties avec un foyer abcédé dans la parotide. Il
est facile de suivre le trajet par où le pus fuse. (*Ibid.*,
1837, 261, Gariel.)

OBS. 44. — Femme morte avec les symptômes de
l'angine laryngée. Orifice de la glotte très rétréci ;
infiltration de sérosité combinée dans les replis aryténoïdiens, les cordes vocales et dans le tissu cellu-

laire de l'épiglotte. (*Rev. méd.*, 1830, tom. II, p. 394, Plainchaut, extrait du Bulletin.)

Obs. 45. — Mort arrivée le troisième jour; pus infiltré dans les tissus que je viens d'énumérer. (*Rev. méd., ibid.,* Fischer.)

Dans son traité des maladies chirurgicales, tom. IV, p. 365, M. Vidal (de Cassis) indique l'état anatomique d'un cas qu'il croit appartenir à M. Hourmann.

Obs. 46. — Les ligaments aryténoïdiens étaient remplis de pus. Il y en avait sous l'épiglotte et surtout sous la membrane thyroïdienne. L'abcès diffus siégeant sous cette membrane s'était même fait jour dans le larynx.

Enfin quelques-uns des malades que nous avons soignés nous ont paru avoir été affectés d'œdème du larynx. Deux sont morts : l'un à la suite d'une violente scarlatine, que l'obstruction du conduit aérien est venue compliquer; chez l'autre, l'engorgement œdémateux fut la conséquence d'une ancienne affection organique. Un troisième guérit d'une manière tout-à-fait inespérée. Ce malade avait eu dans sa jeunesse plusieurs maladies vénériennes. Sa voix, rauque et voilée d'ordinaire, ne permettait pas de douter qu'elles n'eussent laissé de profondes traces dans l'organe vocal. Tout à coup, à l'occasion d'un refroidissement, il survient une douleur sourde au larynx, un peu de gêne dans la respiration; la voix s'éteint presque entièrement. En vain exécuta-t-il les prescriptions d'un grand nombre de médecins et d'empiriques, le mal ne fit qu'augmenter; il se manifesta un œdème général; le péritoine, les plèvres, principalement la droite, se remplirent de sérosité; le poumon s'infiltra. Cet état durait depuis quatorze mois; il y en avait quatre que l'anasarque avait commencé.

Je fus appelé dans ces fâcheuses circonstances. Les parties de l'arrière-gorge sont le siége d'une infiltration œdémateuse. La déglutition est facile, mais il n'en est pas de même de la respiration ; de fréquents accès de suffocation, paraissant avoir leur première cause dans la difficulté de l'inspiration laryngienne, font craindre une asphyxie prochaine. (Fumigations de tussilage, pilules de calomel et de digitale, frictions d'hydriodate de potasse sur le cou tenu très chaudement ; bains de vapeur d'hyèble, potion avec le baume de Tolu, infusion sudorifique nitrée et oxymélée.) Sous l'influence de ce traitement complexe, qui provoqua une abondante évacuation de crachats liquides, d'urines et de sueurs, la résolution fit des progrès tellement rapides que la guérison fut complète en moins de vingt jours. Depuis onze ans, le malade ne s'est ressenti de rien. Il conserve toujours de l'altération dans la voix.

Toutefois, dans ces trois cas, on pourrait contester un diagnostic que ne confirment ni l'autopsie ni la constatation du bourrelet œdémateux.

En voici un quatrième qui ne laisse aucune incertitude.

OBS. 47. — *OEdème de la glotte chez une femme épuisée par une maladie cancéreuse de la matrice ; mort.* — Madame Gilmain, couturière, rue de l'Épée-de-Bois, n° 2, âgée de quarante-deux ans, douée d'une bonne constitution, était depuis longtemps en proie à de graves accidents du côté de l'utérus. Dans le courant de 1841, ces accidents prennent de l'intensité. On croit reconnaître un polype, qu'on cherche, mais inutilement, à lier. La malade est continuellement dans le sang et sujette à des pertes qui l'affaiblissent beaucoup. Après une foule de traitements superflus, on me fait appeler, le 13 juillet 1842 : l'embonpoint est encore assez grand, mais la pâleur de tous les tissus est

extrême ; la peau est flasque, terne, écailleuse et
bouffie par places ; au dedans des cuisses, aux reins,
aux poignets et à l'une des joues. Les lèvres sont pâles
et les conjonctives complètement décolorées. Sommeil,
nulle souffrance, peu d'appétit, voix un peu faible,
mais sans altération, respiration libre, syncopes fré-
quentes, surtout dans la nuit, et qui obligent à tenir
la fenêtre de l'appartement ouverte. Le lit et les linges
sont remplis de sang. Le doigt introduit dans le vagin
en provoque chaque fois un écoulement notable. La
matrice est envahie par un affreux cancer. (Pilules
et injections astringentes.) Les jours suivants, moins
d'écoulement. Le cas n'exigeant pas de soins assidus,
je mets de l'intervalle entre mes visites. On me mande
le 19 : depuis la veille, la malade se plaint de la gorge
où elle sent comme un corps étranger qui monte et
descend et qu'elle voudrait arracher en y portant la
main ; la respiration est gênée ; inspiration difficile,
sibilante ; expiration libre ; plusieurs accès. (Tartre
stibié, 15 centigrammes, mêlé à 1 gramme d'ipéca-
cuanha ; sinapismes aux mains et sur la poitrine ; cataplasmes chauds au cou et boisson oxym. sudorif.) Le 20,
la nuit a été moins agitée, sommeil, vomissements
nombreux, soulagement. La luette fait saillie au-
dessus de la langue, on sent le bourrelet formé par
la glotte. Les parties de l'arrière-bouche sont exsangues. (Mêmes moyens, vésicatoire au cou.) A deux
heures, menace d'asphyxie : je me décide à la trachéotomie. A neuf heures du soir, M. le docteur Vi-
gnolo, dont j'avais requis l'assistance, et moi, nous
nous rendîmes auprès de la malade. Il y avait alors
une rémission très marquée, et nous crûmes pouvoir
ajourner jusqu'au lendemain sans inconvénient ; mais
un dernier accès s'étant déclaré peu de temps après
notre départ, la mort arriva dans la nuit.

J'ajouterai à ces faits celui d'une femme robuste,

sur le point d'accoucher, et qui mourut à l'hôpital du Midi, inopinément ; l'enfant, extrait par l'opération césarienne, vint, je crois, vivant. Nous ne trouvâmes à l'autopsie rien autre chose dans le larynx que l'engorgement séreux blanc de ses bords supérieurs et de la base de l'épiglotte (1829).

Cette collection de faits, que nous avons compulsés à force de persévérance, pourrait, sans contredit, être agrandie encore ; mais, outre que de nouvelles observations n'auraient peut-être pas une signification différente, celles-ci nous semblent suffisantes pour éclaircir, autant que le permet l'état actuel de la science, les difficultés que comporte la question de l'angine laryngée œdémateuse. Nous nous sommes abstenu de réflexions, pour ne pas être exposé à reproduire souvent les mêmes à l'occasion des divers malades. Ces réflexions naîtront naturellement dans le cours de ce travail, et nous aurons soin, par une indication, de renvoyer aux observations sur lesquelles elles peuvent s'appuyer.

Histoire de la maladie.

Bayle a distingué deux sortes d'œdèmes de la glotte : l'un primitif, idiopathique, se développant spontanément sous l'influence d'une cause plus ou moins appréciable, chez un sujet dont les organes vocaux sont sains ; l'autre consécutif, subordonné à la présence et aux progrès d'une affection organique du larynx. Cette division, admise par quelques praticiens, a été vivement critiquée par d'autres, non pas qu'on ne l'ait généralement reconnue conforme au double ordre de faits auxquels son auteur l'applique, mais parce qu'elle semble envisager l'infiltration des tissus comme un phénomène simple et pouvant avoir une existence indépendante de tout état morbide local. C'est le même motif qui a fait rejeter comme impropre la dénomination d'œdème de la glotte, employée d'abord, pour celle d'angine laryngée œdémateuse , plus juste et moins compromettante ; car elle n'assigne point de limites à l'étendue de la maladie et ne préjuge rien sur sa nature. Le mot angine convient , en effet , à toutes les gênes de la respiration produites par les rétrécissements morbides ou spasmodiques des canaux aériens ; celui de laryngée spécifie le siége de l'obstacle ; celui, enfin, d'œdémateuse en caractérise la forme , c'est-à-dire que cette triple désignation embrasse , sans aller au delà , les principales circonstances connues de l'affection, phénoménales et anatomiques.

M. Tuilier, qui dénomme ainsi l'engorgement de la glotte , ne fait aucune remarque sur ses différents modes de production. M. Lisfranc garde également le silence sur ce point théorique , et se borne à exposer les principes du traitement qu'il emploie.

M. Bouillaud, au contraire, s'élève contre le systèmes de l'idiopathie. Absolument parlant , il ne nie pas la possibilité de l'œdème simple, mais il ne l'a, dit-il , jamais vu. S'appuyant sur les faits qu'il a observés et sur les explications de Bayle lui-même , qui indique comme condition locale de cet œdème une disposition phegmastique ou catarrhale,il le regarde dans la presque totalité des cas comme le résultat de l'inflammation.

MM. Legroux , Trousseau et Belloc partagent la même opinion. Selon eux , les faits qui démontrent l'œdème existant comme une maladie à part ont été mal vérifiés , ou sont très rares et exceptionnels. Constamment il se rattache à une phlegmasie récente ou à une affection organique ancienne du larynx.

M. Cruveilhier, et après lui M. Blache , sont plus exclusifs encore. Le doute même n'entre pas dans leur esprit ; et c'est franchement que , rejetant la double dénomination d'œdème de la glotte et d'angine laryngée œdémateuse, ils décrivent la maladie sous le nom de laryngite sous-muqueuse. « L'engorgement œdémateux, dit M. Cruveilhier, n'est que le premier degré de cette inflammation. A un degré plus intense ou à une période plus avancée, la matière de l'infiltration est plastique, gélatineuse, purulente. » A ses yeux cet œdème, sauf la circonstance de localité qui le rend si dangereux, ne diffère point, quant à l'explication physiologique, de celui qui accompagne les érysipèles. C'est l'irritation qui appelle la fluxion œdémateuse dans les tissus sous-muqueux du larynx, comme elle la provoque dans le tissu cellulaire sous-cutané; c'est elle qui, en se fixant et devenant plus profonde, détermine l'inflammation phlegmoneuse, fréquente dans l'un et dans l'autre cas.

MM. Bricheteau et Vidal (de Cassis) ajoutent encore à cette manière de voir le poids de leur autorité. Le premier pense que, dans les faits où l'autopsie n'a révélé qu'un simple engorgement séreux, les investigations n'avaient pas été exercées avec assez de soin. Le second étaie son argumentation d'une comparaison analogue à celle de M. Cruveilhier, en assimilant l'œdème laryngé à celui qui se montre dans les parties voisines d'un panaris, par suite de l'étranglement inflammatoire.

En somme, à l'exception de M. Barrier qui a cherché à réhabiliter la première doctrine (1), on le voit, l'école actuelle tend à reconnaître pour cause exclusive de l'angine laryngée œdémateuse

---

(1) M. Olivier des Brulais (Thèse, 2835) pense que l'œdème de la glotte et l'inflammation sont des faits différents, et que, sans mettre de côté beaucoup de faits, on ne peut confondre l'angine œdémateuse avec aucune espèce de laryngite.

l'inflammation, soit primitive, soit consécutive à d'anciens désordres.

Cette question est grave, comme en général toutes les questions de théorie médicale; car, bien qu'en raison de l'incertitude des opinions, la pratique ne dût jamais envisager que les résultats, il est impossible, soit qu'on pose des règles ou qu'on y obéisse, de n'être pas entraîné par les idées qu'on s'est faites; et, par exemple, dans cette circonstance, en adoptant la doctrine de l'inflammation, de n'être pas conduit, même dans des conditions défavorables, à traiter par les antiphlogistiques toutes les angines œdémateuses dites primitives.

Il est d'abord un argument que nous devons repousser. Cet argument consiste à méconnaître, sous prétexte d'inexactitude, les observations contraires à nos sentiments. Nous savons, il est vrai, quelles garanties exige une bonne observation; mais, en vérité, avec un pareil système, si commode pour ceux qui craignent d'être ébranlés dans leur conviction, il n'y aurait pas de science possible. En outre, les mêmes personnes ont recueilli des faits divers. Si des altérations semblables eussent existé, pourquoi les auraient-elles signalées dans certains cas et non dans les autres ?

Au surplus, examinons l'origine des opinions particulières, et commençons par M. Bouillaud. M. Bouillaud, lorsqu'il publia ses observations, appartenait par ses tendances à l'école physiologique, c'est-à-dire à une école qui donnait l'inflammation pour base à tous les faits anatomo-morbides. On ne doit donc pas s'étonner si ce professeur distingué s'est autorisé des moindres traces de phlogose pour considérer l'œdème de la glotte comme le produit direct de l'inflammation; mais on aura bien moins lieu d'être surpris encore si l'on compare ses faits avec quelques-uns de ceux de ses devanciers ; je ne dis pas seulement sous le rapport des lésions pathologiques, ce qui pourrait être un objet de contestation, mais surtout sous celui du développement et de la marche des symptômes pendant la vie. En effet, tandis que chez les uns (obs. 1, 7, 8, 10) il n'y a ni douleur de gorge, si ce n'est la sensation d'un corps étranger, ni difficulté de la déglutition, ni rougeur apparente des parties de l'arrière-bouche ; ni fièvre enfin, et que cette absence de signes si importants coïncide avec l'infiltration blanche et la décoloration de la muqueuse laryngo-pharyngienne rencontrée à l'autopsie, chez les autres, au contraire (obs. 21, 22, 28), tous ces signes existent et se trouvent en harmonie avec les lésions morbides observées après la mort. En un mot, dans ces cas l'engorgement était inflammatoire et non œdémateux, ou bien l'œdème, là où on le voyait, était accidentel.

Quant à MM. Trousseau et Belloc, il suffit de réfléchir au but de leur travail pour concevoir la prévention sous laquelle ils devaient être, et combien cette prévention affaiblit l'importance de leur jugement. Ils voulaient saisir un rapport entre l'œdème de la glotte et la phthisie laryngée, n'était-il pas naturel qu'ils le trouvassent ? D'ailleurs, ces honorables confrères ne citent que trois faits par eux recueillis (obs. 30, 31, 32). Or, le premier est justement l'un de ces faits *exceptionnels dont il ne faut pas tenir compte.* Les deux autres appartiennent à des malades ayant depuis quelques années des altérations organiques, c'est-à-dire de ces affections qui ne prouvent ni pour ni contre dans la question.

MM. Legroux, Bricheteau et Vidal (de Cassis) semblent adopter de confiance les preuves des auteurs que nous venons de citer.

Reste enfin la théorie de M. Cruveilhier à laquelle

adhère M. Blache. Cette théorie, si elle n'est vraie, est du moins infiniment ingénieuse. Malheureusement elle paraît plutôt être le fruit d'une savante combinaison de l'esprit, de recherches générales sur l'anatomie pathologique, que le résultat d'une étude approfondie de la matière, et reposer sur une brillante hypothèse plutôt que sur des faits parfaitement démontrés. Jusqu'à présent on est convenu de certains signes pour caractériser l'inflammation. Or, admettre par analogie une inflammation sans l'existence de ces signes, et c'est ici le cas, n'est-ce pas se baser sur une supposition...? Broussais procéda ainsi : il expliquait *à priori*, d'après son système né de l'anatomie générale de Bichat, toutes les productions morbides par le degré de la phlegmasie et la diversité des tissus affectés. Mais que de contestations n'a-t-il pas soulevées et qui ne sont pas encore résolues? Dans les quatre premiers cas que j'ai rappelés et dans ceux qui suivent (obs. 26, 30, 40, 41), à quoi donc se réduisent les traces matérielles de l'angine laryngée œdémateuse? Il n'y a ni rougeur, ni chaleur; la douleur n'est qu'une gêne, et la distension des parties en rend suffisamment compte. A l'égard du gonflement, la présence de la matière et l'éréthisme que cette matière occasione ne le justifient-ils pas?

A notre sens, d'ailleurs, il ne faut pas confondre, dans les cas complexes, l'inflammation et l'œdème. Ce sont deux faits distincts : l'un n'engendre pas l'autre nécessairement. De ce que l'œdème complique certains états inflammatoires, il ne s'ensuit pas qu'il en soit un produit, comme le pus, par exemple. Il peut n'être qu'un accident résultant d'une modalité morbide spéciale du tissu cellulaire, provoquée, il est vrai, par le voisinage d'une inflammation, mais différente néanmoins de la modalité inflammatoire. On conçoit, en effet, qu'une phlegmasie située dans un lieu apporte des changements dans la sensibilité et la circulation des parties environnantes, dont elle pervertit ainsi les fonctions. Celles que remplit le tissu cellulaire sont assez ignorées, mais on sait sa facilité à s'étendre, à s'épaissir, à varier le produit de ses sécrétions, facilité qu'explique moins le simple mouvement inflammatoire que des actions moléculaires d'une nature toute particulière. Ainsi, dans les exemples qu'on a choisis, dans l'érysipèle, dans le panaris, il n'est donc point établi que l'extension de la phlegmasie au tissu cellulaire soit nécessaire pour produire la tuméfaction œdémateuse, laquelle, d'ailleurs, se développe dans bien d'autres occasions où il serait difficile de faire jouer un rôle à l'inflammation, comme on le voit notamment pour ces empâtements qui surviennent dans différentes régions chez certaines personnes lymphatiques ou affaiblies, et pour ceux qui accompagnent les pustules malignes, les morsures d'animaux venimeux, etc., etc.

D'après ces considérations, il nous semble que si l'on doit faire cas de toutes les particularités de la formation de l'œdème laryngé, il ne faut point pour cela lui enlever ce qu'il a de spécial; que c'est trop s'avancer peut-être de le faire dépendre toujours d'un état phlegmasique; que par conséquent le titre de laryngite sous-muqueuse, qui suppose un fait indémontré, est beaucoup moins convenable que celui d'angine laryngée œdémateuse, qui laisse la question indécise; et qu'enfin la division de Bayle, à laquelle toutefois il serait juste d'ajouter une troisième variété, quoique rare, celle de l'œdème passif de la glotte provenant, soit d'une hydropisie générale, soit de la gêne apportée à la circulation locale par la ligature ou l'obstruction des veines principales de la partie supérieure (cas de Lower), que cette division, dis-je, mérite d'être maintenue.

Des causes de l'angine laryngée œdémateuse.

Comme l'histoire des causes d'une maladie se lie étroitement à l'étude de ses variétés et de ses divers modes de formation, la discussion qui précède nous a déjà révélé en partie celles qui peuvent produire l'œdème de la glotte. Cet œdème, en effet, étant le plus souvent un fait secondaire, reconnaît d'abord pour causes, indépendamment des impressions passagères, les états morbides très variés dont il peut être la complication. Il résulte aussi de cette circonstance que le nombre de celles qui pourraient avoir sur la production de cette maladie une action spéciale se trouve restreint et d'une plus difficile appréciation.

Quoi qu'il en soit, ces causes sont prédisposantes ou occasionelles. Nous allons successivement les passer en revue.

Causes prédisposantes. — 1° *Age.* Il résulte de nos observations que l'angine œdémateuse se manifeste aux différentes périodes de la vie. Néanmoins, à l'exception de deux sujets dont l'un était âgé de huit ans (30) et l'autre de sept ans et demi (42), tous les autres étaient adultes. Le plus vieux avait soixante dix-sept ans (24), un autre soixante-dix (34), le reste de dix-huit à cinquante-deux. Au dire de M. Blache, ni lui, ni M. Guersant père, dans sa pratique si longue et si étendue, n'auraient jamais observé l'œdème du larynx chez les jeunes enfants, si ce n'est pourtant dans les cas d'hydropisie générale. M. Berton (*Traité des maladies des enfants*, 352) parle également de sa rareté à cette époque de l'existence ; mais Billard le signale comme une chose qui arrive (510).

2° *Sexe.* M. Lisfranc affirme dans ses mémoires que les femmes seraient plus exposées à cette maladie que les hommes. Ce n'est pas ce qui résulte du relevé des cas précédents, où, sur 35 individus dont le sexe a

été indiqué, il y a 22 hommes et seulement 13 femmes.
Il est vrai qu'il conviendrait peut-être de réduire ce
chiffre de 22 à 19 à cause de 3 militaires qui y figu-
rent, la pratique de celui qui a fourni les observations
ayant porté exclusivement sur un seul sexe ; mais,
dans cette supposition, il y aurait encore contre l'asser-
tion de M. Lisfranc l'énorme différence de 6, différence, au reste, qui se comprend si l'on considère la
fréquence relative des ulcérations syphilitiques du
larynx chez l'homme.

3° *Tempérament.* On cite comme des causes prédisposantes à l'œdème de la glotte le tempérament lymphatique, les dispositions scrofuleuse et scorbulti-
que, etc. ; mais cette indication résulte d'une idée
préconçue plutôt qu'elle n'est l'expression des faits ;
car, dans les histoires particulières, la circonstance du
tempérament est presque toujours omise; sur 47
malades, un seul est signalé (42) comme lymphatique;
les autres étaient forts, sanguins et robustes (21, 26, 27,
32, 33, 34, 35, 36, 47).

4° *Profession.* Elle n'est mentionnée que pour 23 individus, chez lesquels prédominent les professions sé-
dentaires. Il y a un tailleur (obs. 1), 2 cordonniers (obs.
3, 5), une cuisinière (obs. 21), 2 lingères (obs. 25, 38),
2 couturières (obs. 22, 47), un portier (obs. 31), un
employé (obs. 33), un commis drapier (obs. 35), un
étudiant (obs. 4), 3 soldats (obs. 7, 9, 11), un laboureur (obs. 14), un marbrier (obs. 23), un carrier (obs.
35), un négociant (obs. 39), enfin un infirmier d'hôpital (obs. 44).

5° *Habitations, habitudes, climats,* etc. Nuls ren-
seignements.

6° *Saisons.* Leur influence est difficile à déterminer; d'une part les cas d'œdème se montrant isolés,
et, de l'autre, ces mêmes saisons n'ayant point un
cours général et constant, et ne se ressemblant ni en-

tre elles ni chacune à elle-même dans toute leur durée. 23 fois seulement on a noté l'époque de l'année. Voilà le nombre des cas pour les différents mois : janvier, 3 (obs. 32, 34, 37); février, 1 (obs. 22) ; mars, 1 (obs. 40) ; mai , 3 (obs, 9, 38, 41) ; juin, 3 (obs. 7, 35, 36); juillet, 2 (obs. 2, 47) ; août, 2 (obs. 3, 39) ; novembre, 3 (obs. 5, 23, 31) ; décembre, 3 (obs. 12, 21, 14); répartition dont il est impossible de tirer aucune conclusion.

7° *État maladif.* C'est surtout cet état qui est la condition la plus favorable au développement des deux espèces de la maladie. Si quelques cas, en effet, se sont déclarés au milieu d'une santé en apparence normale (obs. 2, 34, 36); dans tous les autres, ou bien la constitution, par suite d'une langueur habituelle ou de graves maladies , avait subi une profonde atteinte, ou les malades éprouvaient depuis longtemps des accidents dans le larynx. C'est ainsi que, sur 37 malades dont les antécédents ont été indiqués , 34 étaient sous le coup d'une maladie antérieure. 7 on été surpris pendant le cours d'une fièvre grave, ou du rant la convalescence (obs. 1, 3, 4, 7, 9, 10, 35); 2 à la suite de pneumonies catarrhales intenses ; 2 à la fin d'une affection organique du cœur avec œdème général commençant (obs. 22, 29) ; 2 dans la période de desquamation de la scarlatine (obs. 30, 39) ; 2 après un rhumatisme articulaire (obs. 21, 34) ; 1 était récemment accouchée (obs. 41) ; une autre présentait l'anémie la plus complète par pertes utérines (obs. 47); 1 était en convalescence d'une fracture (obs. 8) ; 9 étaient sujets à une toux habituelle, à une douleur de gorge, à de l'enrouement (obs. 5, 12, 14 , 25, 31, 32, 37, 39, 46) ; 3 avaient été traités pour des maladies syphilitiques (obs. 26, 27, 28) ; enfin, chez un individu, il y avait désorganisation profonde des parties environnant le larynx , avec gonflement général du cou.

On se figure aisément la manière d'agir de toutes ces causes. Chez les uns , quoiqu'il n'y eût pas de maladie au larynx, la susceptibilité morbide, jointe à la mollesse et à la laxité générale des tissus, suffisait , étant développée par une impression locale pénible , pour amener la tuméfaction œdémateuse ; chez les autres, soit avec ou sans le concours de cette impression, l'infiltration s'était opérée à mesure du progrès des affections aiguës ou chroniques, dont on conçoit assez, sans qu'il soit presque besoin de l'exposer, la nomenclature étendue : laryngite simple ou chronique; ulcères tuberculeux syphilitiques ou cancéreux ; abcès ; carie ; nécrose ; ossifications ; ramollissements ; productions polypiformes ; squirrhosités ; végétations,etc. Au surplus, quelques praticiens, et entre autres M. Legroux , ont pensé que l'œdème consécutif de la glotte est beaucoup plus commun que l'œdème primitif. Or, il résulte de l'analyse des faits que, sur 29 cas dont l'origine est connue , et à l'égard desquels , d'ailleurs , l'examen cadavérique est conforme à cette origine , 16 se sont déclarés primitivement (obs. 1, 2, 3, 6, 7, 9, 10, 12, 30, 34, 36, 40, 41 *bis*, 47 et 48), et 13 seulement ont succédé à des altérations locales (obs. 4, 13, 25, 26, 29, 31, 32, 33, 37, 38, 39, 46).

Causes occasionelles. Tous les auteurs sont d'accord sur ce point : que l'impression du froid est celle qui agit le plus efficacement en cette circonstance. Dans 8 cas seulement il est fait mention d'une cause occasionelle, et, sur ces 8 cas, en effet, l'influence de cette cause a été constatée 6 fois : ici (4 et 13), ce sont 2 malades, l'un convalescent d'une fièvre adynamique, et l'autre sujet à l'enrouement et aux maux de gorge, qui sont atteints après s'être exposés à la pluie; là (obs. 33, 37), deux autres qui endurent du froid , celle-ci étant habituellement enrouée, celle-là à peine remise d'un catarrhe aigu ; plus loin (obs. 36),une fille forte et bien portante s'échauffe à marcher rapidement par une température élevée; enfin (obs. 47), une malheureuse anémique est obligée, pour conjurer des syncopes que lui occasionent d'abondantes métrorrhagies, de rester, les fenêtres ouvertes, à l'air frais des nuits. Ces faits, qui concordent avec l'opinion générale et avec ce que nous connaissons des effets du froid, de l'humidité et du passage brusque d'une température à une autre, portent à croire qu'il a dû en être ainsi dans une grande partie des autres cas, et notamment chez trois sujets (obs. 29, 30, 41), dont l'œdème s'est montré comme conséquence de l'érysipèle et de la scarlatine.

Personne n'ignore la fréquence de l'anasarque dans cette dernière maladie, et que cette complication vient ordinairement de l'imprudence des enfants qui n'ont pas la précaution de se tenir bien couverts lorsqu'ils entrent en convalescence. Pour le dire en passant, la généralité des tissus qu'envahit l'œdème scarlatineux dans cette circonstance ne doit-elle pas exclure toute idée de l'attribuer à un mode particulier de l'inflammation, si l'on envisage surtout qu'il survient d'habitude sans un redoublement de fièvre?

M. Lisfranc met encore au rang des causes occasionelles l'abus des mercuriaux. On conçoit qu'il puisse en être ainsi; mais alors il serait peut-être difficile de faire la part qui conviendrait à cet énergique dissolvant du liquide sanguin et à la maladie pour laquelle on l'aurait administré. Dans l'une de nos observations (27) on attribue la maladie à des fumigations mercurielles dirigées dans la gorge, selon le procédé de Richard; mais en supposant la réalité du fait, ce qui peut paraître douteux, puisqu'il est aussi rationnel d'en accuser l'affection locale qui avait nécessité le traitement, il y aurait encore à décider si le sublimé aurait agi alors en vertu de sa propriété spécifique, ou simplement comme tout autre agent physique. Ce qui appuierait cette dernière manière de voir, c'est que l'œdème se serait annoncé peu de temps après la première fumigation, c'est-à-dire à une époque où les tissus n'auraient point été imprégnés du sel mercuriel.

Bichat cite une expérience curieuse qui prouve qu'une irritation mécanique pourrait être aussi quelquefois le principe du gonflement œdémateux. Un jour, ayant ouvert le larynx à un chien, dans le dessein d'étudier sur l'animal vivant les mouvements des parties de cet organe, il fixa l'épiglotte à l'aide d'un fil. Quelques jours après, le chien ayant été sacrifié on trouva les bords du cartilage piqué et les replis aryténo-épiglottiques tuméfiés et infiltrés d'une abondante matière séreuse. Enfin, l'expérience précitée de Lower induit à prévoir qu'un obstacle quelconque, par ligature, compression ou phlébite, apporté à la circulation veineuse supérieure, deviendrait, le cas échéant, une cause de laryngite œdémateuse.

De la marche de la maladie.

Cette marche est très variable, et on comprend sans peine qu'il en soit ainsi, puisque les symptômes dépendent moins de la tuméfaction œdémateuse, affection sans conséquence, que du siége qu'elle occupe et de la nature diversifiée des causes qui lui donnent naissance. Rapide, ou lente et insensible, suivant que par son plus ou moins de volume l'œdème intercepte à des degrés différents le conduit de la respiration; légère ou grave, suivant que cet œdème appartient lui-même à des causes minimes, passagères, ou à des lésions profondes et permanentes. Souvent il n'a fallu que quelques heures pour passer de la vie à la mort. D'autres fois, et surtout quand la terminaison devait être favorable, la maladie s'est prolongée pendant des mois entiers. Comme, du reste, elle peut longtemps exister avant de se révéler par les caractères qui la font reconnaître, on est presque toujours embarrassé pour en marquer au juste le point de départ et en fixer la durée. Voici, en établissant le début au moment où on a pu le saisir, le résultat de 27 observations dans lesquelles les phases morbides ont été suivies : deux ont péri presque instantanément (1, 22) l'un se plaignant seulement d'une légère gêne à la gorge depuis deux jours, l'autre sans accidents précurseurs. Chez douze, les symptômes ont acquis le summum d'intensité du deuxième au troisième jour. Sur ce nombre, un seul a guéri (36). Le cas était accidentel : c'était une fille forte et bien portante, qui avait contracté sa maladie en passant du chaud au froid. Parmi les onze qui ont succombé, cinq avaient le larynx parfaitement sain avant leur maladie (7, 8, 9, 10, 47.) Chez trois autres l'état antérieur était ignoré (21, 24, 42). Les trois derniers, enfin, avaient été atteints, 11 de désordres dans les parties voisines du larynx, 32 de douleur de gorge accompagnée d'aphonie depuis trois mois, 33 une pneumonie catarrhale. La trachéotomie fut pratiquée deux fois ; chaque fois le soulagement fut marqué (24, 32) ; mais la mort survint (chez l'un cinq jours après) par des circonstances indépendantes de l'opération.

La terminaison eut lieu cinq fois du quatrième au sixième jour, quatre fois par la mort et deux fois par la guérison. Dans ces derniers cas, le mal était tout-à-fait idiopathique (34, 39) ; l'nn subit l'opération à l'égard des trois autres, l'un (21) était sans précédents, deux (38, 39) conservaient des traces d'affections aiguës et récentes des voies aériennes.

Trois moururent au septième jour. Le premier (4) avait ressenti de la douleur de gorge dans le cours d'une fièvre adynamique ; le second, convalescent (22) d'une maladie de cœur, avait été pris d'un érysipèle qui s'était propagé au cou ; le troisième n'avait d'autres antécédents que son état de faiblesse résultant d'une fièvre adynamique récente.

Deux fois la maladie dura de 11 à 12 jours. Un seul malade mourut (3) ; point de symptômes locaux précurseurs ; l'autre (37) était habituellement enroué.

Chez les trois derniers, enfin, l'affection se prolongea entre trente-quatre et quarante-huit jours. Un succomba (7), présentant depuis longtemps des signes évidents de phthisie laryngée. Deux guérirent : le premier, surpris de mal de gorge à l'improviste ; le second (12) habituellement enroué.

La durée de l'œdème de la glotte est donc indéterminée et soumise à des vicissitudes qu'il ne nous est pas toujours permis d'apprécier ; le plus souvent, néanmoins, sa marche est prompte et fatale dès le premier septénaire, si l'art, secondé par la nature, ne parvient à en enrayer les progrès. L'invasion peut être soudaine, mais d'ordinaire il n'en est pas ainsi, et les accès de suffocation ne se déclarent qu'un certain temps après que le malade a commencé à ressentir une gène plus ou moins douloureuse dans la région du larynx et de la difficulté à respirer ; il arrive même, dans le principe, que la bénignité apparente du mal laisse jusqu'au médecin dans une sécurité funeste. Ces accès diffèrent aussi beaucoup dans chaque cas relativement à leur intensité, à leur fréquence, à leur longueur, à leur forme et à l'ordre de leur apparition ; il en est qui se prolongent cinq, dix minutes, un quart d'heure, d'autres bien plus longtemps encore ; tantôt ils consistent dans un étouffement plus ou moins supportable ; parfois, les malades suffoqués entrent dans une agitation difficile à décrire, se plaignant qu'ils étouffent, ouvrant largement la bouche, se renversant la tête en arrière, mettant en jeu toutes leurs puissances respiratrices, se cramponnant enfin aux différents objets qui les entourent, afin de trouver la position qu'ils cherchent et qu'ils ne réussissent pas à saisir. L'intervalle qui sépare ces accès est plus ou moins long ; souvent ils se reproduisent plusieurs fois dans la journée. Chez quelques malades, un certain nombre de jours se passent avant leur retour, ou bien c'est la nuit qu'ils affectent de paraître ; les moindres circonstances,

une émotion morale, le besoin de parler, la pensée qui
s'arrête sur le mal, deviennent parfois des causes pro-
vocatrices; mais vraisemblablement, sous ce rapport, la
principale influence doit appartenir aux variations diurnes
de l'atmosphère.

Quoi qu'il en soit, quand l'issue menace d'être funeste, les accès se rapprochent et deviennent plus longs
et plus violents. La gêne de la respiration, qui, dans la
rémission, pouvait d'abord être un long temps inaperçue,
fait des progrès et reste permanente. Les forces enfin
se brisant par la fatigue et l'anéantissement de la vie,
résultat d'une hématose incomplète, le malade succombe
aux angoisses de l'asphyxie. Au contraire, dans les cas,
malheureusement rares, où la nature prépare son triom-
phe, les accès s'éloignent et s'affaiblissent, les moments
de calme sont plus durables, et des crises salutaires,
comme nous en avons fourni quelques exemples, viennent quelquefois délivrer les patients de leurs souffrances
et de leurs craintes.

Des symptômes de la maladie.

Les accidents, dans une affection, dépendant presque
exclusivement de l'obstacle mécanique apporté à la liberté de la respiration, il est rare qu'elle soit précédée
ou qu'elle s'accompagne de fièvre. S'il en survient, ce
n'est que dans les instants suprêmes, comme conséquence
des perturbations et des efforts qu'entraînent les accès, ou
lorsque l'œdème n'est lui-même qu'un accident d'une
affection aiguë caractérisée. Alors il y a frisson, suivi
de chaleur générale, puis de douleur locale, et, les malades venant à succomber, on rencontre à l'autopsie les
preuves des progrès de la phlegmasie (13, 21, 22, 23).
Dans le premier cas, c'est moins une fièvre réelle qu'un
trouble forcé dans les mouvements circulatoires. Le pouls
est petit, fréquent, irrégulier, en même temps qu'il se
manifeste sur une surface plus ou moins étendue des
sueurs froides et visqueuses. Notre attention devra donc
se concentrer sur les phénomènes particuliers.

1° *Douleur.* — Le premier qui apparaisse, c'est la douleur avec ses caractères divers : quelquefois vive et pé-

nible, comme nous venons de l'observer, mais plus souvent sourde. Ici elle s'annonce (2, 17) par des picotements,
là par un sentiment de pesanteur, de gêne et de constriction au larynx. Il semble au malade qu'il ait un corps
étranger dans la gorge ; il cherche à s'en débarrasser
en portant instinctivement la main vers la région qu'il
occupe. Ce corps monte et descend suivant les mouvements d'élévation et d'abaissement du larynx pendant les
actes de la déglutition et de la respiration. A chaque
instant, croyant pouvoir l'expulser, on se livre à de
violents efforts d'expiration et d'expectoration.

2° *Toux.* — A la douleur se joint bientôt, mais non
pas constamment, une toux quelquefois vive et forte (obs.
3, 13), plus fréquemment petite et sèche. M Serres l'a
désignée sous le nom de *tussicule.* Chez quelques personnes atteintes de phlegmasies catarrhales, elle est humide dès le principe; chez d'autres elle le devient plus
tard (obs. 12), et donne lieu à l'expulsion de mucosités
plus ou moins abondantes. Quoique d'ordinaire son timbre
soit aigu et voilé, elle se montre aussi rauque et croupale (obs. 38). Dans ce cas, il y avait induration de la
muqueuse cricoïdienne et ossification des cartilages aryténoïdes.

3° *Altération de la voix.* — Mais l'un des symptômes
les plus constants et les plus remarquables, c'est la mo-
dification que subit la voix. Elle est rauque, voilée et
s'éteint même plus ou moins complétement, phénomène
qui vient, non-seulement de ce que le canal laryngien est
rétréci, mais de ce que les parties tuméfiées ont perdu, par leur empâtement, la consistance et l'élasticité
qui les rendaient propres à la formation et à la propa-
gation des sons. Ces caractères de la voix, qui, chez
plusieurs malades, précédant la maladie, devaient la
faire craindre, persistent et s'aggravent, et même, dans
les cas heureux, subsistent à un certain degré après la
disparition de tous les autres symptômes. Rarement elle
s'améliore un peu dans l'intervalle des accès. Parfois
aussi elle est entrecoupée à cause des besoins respiratoires (obs. 12, 24); enfin, par exception (obs. 36), elle
était croupale. Le malade est mort, et l'on a trouvé les
replis aryténoïdes infiltrés, mais très-fermes.

4° *État de la respiration.* — Nous l'avons vu , la gêne de la respiration, qui est quelquefois subite, ne se prononce d'habitude qu'après un certain temps. Elle devient de plus en plus courte et fréquente, surtout pendant la nuit, où elle prive du sommeil; enfin la suffocation, telle que nous l'avons décrite, avec ses accès et ses intermittences , vient apporter l'effroi dans l'âme du malade et des assistants. Bayle a signalé un phénomène important, et qui depuis s'est trouvé confirmé par tous les observateurs, c'est la différence qui existe sous le rapport de la gêne entre les deux temps de la respiration. Tandis, en effet, que, contrairement à ce qui arrive dans d'autres maladies, l'inspiration est laborieuse, impossible même, l'expiration, au contraire, s'exécute avec autant de facilité que dans l'état normal. On a donné de ce fait diverses interprétations. Bayle l'attribue à l'influence de la colonne d'air qui se précipite dans le fond de la gorge pour l'inspiration. Cette colonne, dit-il, pressant les bords œdématiés qu'elle applique sur la glotte, empêche ainsi l'air de pénétrer. L'expiration n'est point soumise à ce genre d'obstacle; car, indépendamment de la cessation du spasme inspirateur qui détend les parois de l'ouverture glottique, l'air expiré soulève sans peine le faible poids qui s'oppose à sa sortie. L'explication de M. Lisfranc se rapproche beaucoup de celle de Bayle. Ce célèbre praticien compare la partie supérieure du larynx à une demi-sphère percée vers son centre d'une ouverture dont les parois sont taillées en biseau aux dépens de la face interne. Il résulte, selon lui, de cette disposition que si, comme il l'a expérimenté sur plusieurs cadavres, on précipite l'air avec un soufflet sur la partie supérieure du larynx, il n'en entre point dans sa cavité ; mais que si, au contraire, on insuffle de l'air de bas en haut dans la trachée, cet air sort facilement par la glotte. M. Trousseau ne partage point cette manière de voir. L'abaissement des parties œdématiées sur l'ouverture de la glotte ne lui paraît pas aussi facile qu'on le pense, en ce que les parties sont loin d'être toujours flasques et pendantes, principalement sur le vivant. Il pense qu'on peut se faire une idée plus satisfaisante du phénomène par la rapidité double de l'introduction de l'air inspiré sur l'issue de l'air expiré. M. Blache reproduit l'opinion de Bayle et de M. Lisfranc. Enfin, M. Cruveilhier fait jouer un grand rôle au vide qui s'opère dans l'organe respiratoire par suite de l'expiration. Ce vide aurait pour effet le rapprochement des deux bourrelets. Cette interprétation très-scientifique est la même, quant au mécanisme, que celle des auteurs ci-devant nommés.

Vraisemblablement, la diversité fonctionnelle dont il s'agit tient au concours de ces diverses causes; mais il en est une autre qui, selon nous, doit encore être prise en considération, c'est celle qui résulte de l'empêchement au mouvement des organes tuméfiés, du difficile soulèvement de l'épiglotte, de l'inertie des muscles dilatateurs de la glotte, ce qui nécessite, de la part du malade, ces violents efforts destinés à suppléer à ce défaut d'action. Voilà pourquoi il ouvre la bouche et porte sa tête en arrière afin de mettre l'ouverture de la glotte en rapport plus direct avec l'air atmosphérique, de relever l'épiglotte par la distension des muscles sous-hyoïdiens, et d'agrandir la glotte en fournissant à ses dilatateurs un point de résistance en arrière ; pourquoi il s'accroche à tout pour donner plus de puissance aux forces inspiratrices.

La règle toutefois n'est pas sans exception. Dans quelques cas, l'expiration n'a pas été moins gênée que l'inspiration. Les obs. 31, 34 et 38 en sont des exemples, et l'on n'en trouve pas la raison précise dans le détail de ces observations. L'un des malades a guéri. Chez le premier des deux autres, le gonflement œdémateux avait plus de fermeté que de coutume; chez le second, la carie des cartilages du larynx et l'induration de la partie inférieure de la muqueuse de cet organe y auront sans doute contribué pour beaucoup, car la différence du siége du mal doit en amener également une dans les résultats.

Quoi qu'il en soit, l'inspiration, et l'expiration quand elle est altérée, ne sont pas seulement difficiles, elles se montrent le plus souvent avec des bruits dont les nuances n'ont pas, à la vérité, une grande signification. Tantôt ces bruits consistent en une sorte de souffle aigu, en un sifflement; d'autres fois, c'est un râle sonore et bruyant qui résonne dans la poitrine. Dans l'observation 34, l'expiration se faisait avec frôlement. Dans l'observation 2, Bayle a senti sous sa main, appliquée sur le larynx, un frémissement marqué pendant l'inspiration. M. Legroux depuis aurait eu aussi l'occasion de constater ce signe.

On s'est étonné de l'intermittence des accès de suffocation dans une maladie qui, en raison de lésions permanentes, semblerait devoir produire des symptômes à peu près constants, et chacun l'a conçue à sa manière. M. Trousseau, fidèle à sa théorie, admet des variations dans le volume des parties œdématiées, et, par conséquent, des degrés variables dans le rétrécissemment. Il dit à cette occasion qu'il n'est pas besoin d'une occlusion complète de la glotte pour produire l'asphyxie, et qu'il suffit pour cela d'une notable diminution de la quantité d'air qui arrive au poumon dans un temps donné. M. Cruveilhier fait intervenir un spasme dont l'effet serait de resserrer momentanément l'orifice de la glotte; spasme inconnu sans doute dans son origine, mais qui, comme tous les spasmes, aurait son temps de durée et de relâchement. M. Legroux est d'un avis bien différent : cette intermittence, selon lui, reconnaît pour cause la surabondance du sang désoxygéné dans les poumons. Toutes les fois, dit-il, que, soit accumulation du sang dans les vaisseaux pulmonaires, soit rétrécissement des canaux aériens, les poumons reçoivent trop peu d'air pour l'hématose, la nature appelle les efforts respirateurs à son secours ; la dyspnée n'est qu'une suite d'inspirations profondes, rapides et comme convulsives, suscitées par un instinct conservateur. Une fois l'équilibre rétabli, le calme renaît jusqu'à ce que, si la cause est durable, de nouveaux besoins survenant rendent nécessaire une crise inspiratoire nouvelle.

Il ne nous paraît pas possible, avec quelque habileté qu'il l'ait exposée, d'admettre l'explication de M. Legroux. Cette explication convient peut-être aux asphyxies dont la cause réside dans le poumon ou dans le cœur. Mais il est loin d'en être de même ici. Lorsque la suffocation est imminente, ce n'est point parce que l'air pénètre avec trop de vitesse dans l'organe pulmonaire, mais parce que l'obstacle existant au larynx empêche qu'il n'y en entre assez. Quant à la double opinion de MM. Trousseau et Cruveilhier, elle se fonde également sur l'analogie. Le mouvement et le repos sont le propre d'une foule d'actes physiologiques et pathologiques. Le relâchement succède à la contractilité, l'affaissement à la turgescence. Point de douleur qui persiste au même degré dans une journée, de phlegmon qui reste uniformément tendu. M. Trousseau indique un effet, M. Cruveilhier une cause, et chacun a partiellement raison. Nul doute que la rigidité du gonflement œdémateux ne soit aussi réelle dans les accès que l'éréthisme, qui occasionne et le spasme des parties et cette rigidité.

5° *Déglutition*. — Cette fonction demeure ordinairement libre dans l'angine laryngée œdémateuse. Quelquefois, cependant, elle s'exécute avec effort et douleur, mais alors il y a toujours quelques complications : phlegmasie des parties profondes de l'arrière-bouche, abcès entre les membranes laryngo-pharyngienne, etc., qui viennent rendre compte de cette circonstance (3, 4, 12, 13, 21, 22, 23, 27, 31, 33, 34, 35, 36, 38, 39.)

6° *Bourrelet œdémateux.* — La connaissance de la lésion, qui caractérise la maladie et qui siége à la partie supérieure du larynx a suggéré à M. Tuilier l'idée de la découverte de ce symptôme important puisqu'il est pathognomonique. Ce bourrelet se présente sous la forme d'une noisette ou d'un corps ovoïde plus ou moins allongé, affectant le centre de l'organe ou plus spécialement l'un de ses bords ; sa rénitence est quelquefois assez grande, sa température plutôt froide qu'élevée. Pour le découvrir il faut porter le doigt au fond de la bouche et franchir l'épiglotte qu'on abaisse (1). Quand le corps que je viens de nommer participe lui-même à la maladie, il suffit de déprimer fortement la langue pour l'apercevoir faisant saillie au-dessus de la base de cet organe. La simple inspection fait également reconnaître l'œdème des parties voisines qui, à défaut d'autres signes oculaires, pourrait donner le soupçon de celui de la glotte. Le bourrelet manque quelquefois (10), quoique l'œdème existe ; mais alors la tuméfaction occupe des parties plus profondes et en particulier les lèvres de la glotte.

7° *Expectoration* — Ce phénomène n'a que faiblement attiré l'attention des observateurs et cela se conçoit, les crachats, dans le principe, devant être peu abondants et rejetés avec facilité par la même raison qui fait que l'expiration est libre. Il n'a été noté que cinq fois (1, 12,

(1) M. le Groux observe que cette exploration offre des difficultés et qu'il est souvent nécessaire de maintenir les mâchoires écartées par l'interposition d'un corps étranger.

13, 24, 25). Dans plusieurs cas, il y eut rejet de matières muqueuses et filantes en grande quantité. Ce rejet amenait un peu de soulagement ; deux fois il parut critique. Le malade de l'*observation* 24 *expira* plutôt qu'il n'expectora le jour de sa mort beaucoup de pus. Cependant la matière de l'expectoration trouve quelquefois un obstacle à sa sortie, et vainement elle se présente à la glotte dans les efforts de l'expiration et de la toux. Elle ajoute alors par sa présence aux accidents et aux dangers (13).

Nous bornerons là cette énumération des signes de l'angine laryngée œdémateuse, ne croyant pas utile de nous appesantir sur ceux que pourrait fournir l'état des autres fonctions, tels que l'engouement du poumon, le refroidissement de la peau, la pâleur livide du visage, le délire accidentel, le plus ou moins de fréquence et d'inégalité du pouls, l'assoupissement après les derniers accès, etc., etc. Ce serait charger sans profit un tableau qu'il est aisé de compléter par la seule réflexion. Seulement nous dirons quelques mots de l'opinion émise par Bayle, sur les causes prochaines de la mort. Suivant cet observateur distingué, elle arrive moins par manque d'air dans les derniers moments que par atonie des cellules pulmonaires. Quoique la poitrine se dilate et se resserre, le poumon, fatigué par une suite d'efforts spasmodiques, devient insensible à son excitant naturel. Il se fonde sur ce que les malades ne succombent presque jamais pendant les accès de dyspnée, et s'éteignent, au contraire, paisiblement à la suite du dernier. D'ailleurs l'autopsie ne révèle qu'un engorgement léger du poumon. MM. Bouillaud et Blache regardent comme hypothétique et purement imaginaire, cette opinion qui tendrait à restreindre l'utilité de la trachéotomie appliquée dans les circonstances extrêmes. Cependant il ne me paraît pas irrationnel d'admettre la réalité du défaut de ressort signalé par Bayle, etc., défaut de ressort, qui peut compromettre le succès de l'opération sans toutefois la contr'indiquer. Le cœur, on le sait, est l'*ultimum moriens*. Longtemps encore, dans certains cas, son action seule semble suffire à prolonger les derniers instants de la vie, après que les forces nerveuses des autres parties épuisées, sans retour, ne permettent plus à ces parties une réaction manifeste.

DE L'ANGINE

LARYNGÉE OEDÉMATEUSE.

———o⊙o———

Deuxième partie extraite des Annales de la Chirurgie, t. XIV.

———o⊙o———

Des lésions anatomiques.

Il suffit de lire les observations que nous avons réunies pour se faire une idée exacte des principales lésions que l'on rencontre, après la mort, chez les sujets qui ont succombé par suite d'œdème de la glotte; cependant nous ne croyons pas inutile d'en présenter ici le résumé.

Bayle signale d'abord, comme une circonstance assez fréquente, la persistance de la chaleur animale long-temps après la cessation de la vie, coïncidant avec la fluidité du sang contenu dans les gros vaisseaux; cette persistance s'observe en effet dans quelques cas, sans que, jusqu'à présent, l'on ait pu expliquer cette anomalie d'une manière satisfaisante. Des auteurs ont prétendu qu'elle avait spécialement lieu dans certains genres d'asphyxie et en particulier dans celle produite par les vapeurs du charbon; Bayle, au reste, est le seul qui, jusqu'à présent, ait fait cette remarque (Obs. 1).

Le gonflement œdémateux doit être envisagé sous le double point de vue de sa forme et de son siége. Tantôt il con-

siste dans un bourrelet ou une tuméfaction arrondie, réni-
tente, incompressible, pâle ou jaunâtre, légèrement pellu-
cide, si ce n'est dans quelques cas où sa surface est tant soit
peu rosée; d'autres fois, au contraire, ce bourrelet est flasque
anguleux, pendant. Il tremblotte à l'instar d'une gelée sitôt
qu'on l'agite. La matière qui le constitue est également très
différente; ce n'est que dans un petit nombre d'occasions
que l'on trouve cette sérosité claire et fluide que l'on imagine
à priori, dès qu'il s'agit d'œdème (41). Le plus souvent c'est
une sorte de lymphe plastique, de gélatine plus ou moins
colorée qui semble combinée aux tissus, auxquels elle est
tellement unie, qu'elle ne sort pas par les incisions qu'on y
pratique, même sous l'influence d'une pression très forte.
Enfin, le boursouflement parfois est dû aussi à du pus infiltré et même converti en foyer, qu'on peut recueillir.

Quant au siége, il affecte spécialement les parties situées
au-dessus de l'ouverture de la glotte : les cordes vocales supérieures, les replis arythénoïdiens, les ligamens arythéno-
épiglottiques, ainsi que la base et les bords de l'épiglotte.
C'est cette préférence qui avait fait donner à l'œdème de la
glotte le nom de *laryngite sous-glottique*, par opposition à
celui de laryngite sus-glottique imposé à une autre maladie
beaucoup plus rare, dont M. Cruveilhier atteste n'avoir vu
dans sa pratique et dans les auteurs que quelques exemples.

Mais la nature ne respecte pas toujours nos divisions ar-
bitraires. L'œdème franchit souvent les limites que ce système
lui assigne. M. Serres l'a vu pénétrer à 5 lignes dans la profondeur du larynx; dans certains cas, la totalité de la muqueuse est soulevée par l'infiltration œdémateuse (4, 11, 41);
elle l'est surtout dans sa partie correspondante au pharynx;
au niveau des cordes vocales supérieures et inférieures (1, 10,

32); dans les sinus, qui sont effacés (26, 33), enfin l'infiltration s'étend aussi aux parties voisines de l'arrière-bouche : la luette, la base de la langue, les piliers du voile du palais, etc., etc. Seulement comme dans l'intérieur du larynx, et surtout en avant, la muqueuse est plus ferme et le tissu cellulaire plus serré, le relief formé par l'infiltration est moins considérable.

Le larynx subit par l'effet de ces changemens une notable déformation. Les bords de la glotte contigus obstruent son ouverture, mais jamais complétement ; quelquefois le bourrelet flottant vient en s'abaissant fermer cette ouverture à la manière d'un couvercle ; le gonflement peut être égal des deux côtés, plus souvent il est plus prononcé à droite ou à gauche, en avant ou en arrière, présentant une surface uniforme ou des bosselures (4). Quand l'épiglotte est fortement tuméfiée à sa base, elle est relevée et repoussée vers la langue, et ses bords ne font qu'un tout, qui se confond avec les lèvres de la glotte (8, 33) ; la fente que ces lèvres circonscrivent est, au dire de M. Bouillaud, convertie en un trou étroit (21, 22, 23). Ce trou est parfois si petit qu'à peine, suivant l'affirmation de M. Blache, il permet le passage de la lumière. Si comme cela arrive, l'œdème a une étendue limitée il affecte presque toujours les replis aryténoïdes et les ligamens latéraux, dont le tissu cellulaire interposé entre les deux membranes est souple et très lâche.

Indépendamment de ces lésions, appartenant en propre à la maladie, et qui par conséquent existent fréquemment seules, il en est d'autres accidentelles que l'on peut regarder comme les effets ou les causes de cette maladie, selon l'occurrence ; ainsi la rougeur et l'injection vasculaire de la muqueuse laryngienne contraste d'ordinaire avec la décolo-

5.

ration de la surface des parties infiltrées et qui tantôt est le résultat d'une phlegmasie primitive et d'autres fois la suite des efforts répétés de toux et d'inspiration ; les ulcérations de diverses natures siégeant sur les bords et sur la surface de l'épiglotte, sur les cordes vocales, la muqueuse du larynx et dans les ventricules, les hypertrophies et les indurations de ces mêmes parties ; les érosions, ossifications et caries des cartilages, les petits abcès circonscrits ou diffus si communs dans la cloison séparative des deux conduits de la digestion et de la respiration ; ceux qui, de parties plus éloignées viennent par dss fusées purulentes développer la tuméfaction œdémateuse des bords de la glotte (43); les végétations qui s'élèvent de différens points, notamment du fond des sinus, des cordes vocales, et de l'épiglotte (27, 4, 26); enfin la dégénération des tissus extérieurs au-devant du cou, noyés quelquefois au milieu d'une sanie putride et gangréneuse.

Du diagnostic différentiel.

Le diagnostic, on le sent, est fort important à bien établir. Bayle le premier a répandu une assez vive lumière sur les difficultés réelles qu'il présente; mais M. Legroux a surtout traité cette question avec succès. Parmi les affections avec lesquelles on pourrait confondre l'angine œdémateuse, ce dernier observateur indique la laryngite aiguë, le croup, les diverses espèces de phthisies laryngées, les végétations syphilitiques, les polypes du larynx, et peut-être aussi le spasme du même organe. Cependant, il en est d'autres encore, et par exemple, l'anévrysme de l'aorte, des tumeurs situées sur le trajet de la trachée-artère, le développement du thymus, les abcès dits rétro-pharyngiens, dont l'existence se

trouve dissimulée par l'épaisseur de toutes les parties anté-
rieures du cou; enfin, des corps étrangers introduits dans
le larynx ou arrêtés au commencement de l'œsophage. Bayle
mentionne en outre l'angine de poitrine et l'asthme aigu de
Millar ou convulsif des enfans, maladies assez mal définies,
mais qui, si ce n'est dans des cas complexes, offrent, en raison de leur siége fixé sur la poitrine, des différences trop
tranchées avec l'angine œdémateuse pour laisser place à l'erreur.

1° La laryngite aiguë et l'angine œdémateuse, malgré d'é-
videntes ressemblances, peuvent être facilement distinguées
l'une de l'autre. La douleur de la laryngite, quelque légère
qu'on suppose l'affection, est toujours vive et accompagnée
d'un sentiment de constriction déchirante ; celle de l'angine
œdémateuse est sourde et seulement incommode ; dans le
premier cas, la respiration reste libre, et l'on n'observe
point les accidens de suffocation qui existent dans le second, à moins que la phlegmasie n'ait atteint un grand degré d'intensité ; mais alors la violence des douleurs est extrême et le mouvement fébrile considérable. La fièvre d'ailleurs précède et accompagne d'ordinaire l'inflammation du
larynx, ce qui est presque exceptionnel pour l'œdème de la
glotte non compliqué. Où le doute est possible, c'est lorsque,
par le développement d'un abcès ou l'hypertrophie des
membres internes, le passage de l'air est intercepté, comme
dans le gonflement œdémateux. L'absence du bourrelet
sus-glottique, la difficulté de respirer, commune alors à l'expiration et à l'inspiration, fourniront néanmoins d'utiles
données.

2° Le croup est une maladie de l'enfance, ou du moins la
pseudo-membrane qui en forme le cachet, acquiert rarement,

assez d'épaisseur pour produire l'occlusion de la glotte chez l'adulte. L'angine œdémateuse, au contraire, est rare dans les premières années de la vie. La toux quinteuse, sonore et criarde du croup, sa voix de coq si caractéristique, le bruit de sifflement produit par l'air qui s'engouffre pour ainsi dire dans l'inspiration, diffèrent de la toux rare et sèche, de la voix rauque et éteinte, des inspirations saccadées et convulsives, et du sifflement plus court et plus doux de l'angine œdémateuse. Dans le croup, la difficulté de respirer est aussi plus continue et sujette à moins d'alternatives. Il y a souvent expuition de fausses membranes. Rarement la dipthérite est bornée au larynx. Presque toujours l'inspection en fait découvrir des traces sur la muqueuse pharyngienne, tandis que, dans la seconde affection, il peut exister une tuméfaction œdémateuse de la luette, du voile du palais, etc.

3° Il est impossible de confondre la phthisie ulcéreuse du larynx exempte de complication avec l'œdème de la glotte. Dans l'un et dans l'autre cas, la voix est rauque et aphone; mais jamais dans la phthisie il n'y a de gêne de la respiration ni d'accès de suffocation. Ces phénomènes ne se rencontrent que dans les cas où cette dernière maladie occasionne par ses progrès le développement de la tuméfaction œdémateuse.

4° La même observation s'applique aux ulcères syphilitiques, que d'ailleurs la circonstance de l'infection, les douleurs nocturnes et d'autres symptômes apparens propres à la maladie vénérienne, ne permettent guère de méconnaître.

5° Les polypes du larynx sont peu communs. Leur diagnostic est toujours très difficile. Boyer en cite deux exemples dus à Désault. Ces tumeurs pédiculées, logées dans les ventricules, ne gênaient la respiration que par momens; probablement, dit l'auteur, lorsque par une cause quelconque ils en étaient expulsés et s'engageaient entre les lèvres de la glotte. Cette intermittence purement accidentelle, jointe à l'absence des divers symptômes de l'angine œdémateuse, pourrait, au besoin, les faire distinguer. Le cas serait plus embarrassant, si l'occlusion du larynx provenait de leur seul volume. Il faudrait tenir compte alors de la progression nécessairement lente des accidens, comparativement à ceux de l'angine œdémateuse.

6° On peut en dire autant des végétations diverses dont le larynx est le siége. Heureusement elles sont rarement assez développées ou assez nombreuses pour obstruer toute la cavité du larynx. Si toutefois cela arrivait, les deux temps de la respiration participeraient, sans doute, comme déjà nous avons eu l'occasion d'en faire la remarque, à des degrés plus ou moins divers, à la gêne de la fonction respiratoire.

7° Quand un corps étranger a été introduit dans le larynx, on a presque toujours pour s'éclairer la circonstance de l'accident; mais, outre cela, l'irritation violente qu'il détermine, la toux et les efforts d'expulsion que sa présence provoque; dans d'autres cas moins graves, la mobilité de ce corps qui monte et descend dans la trachée, suivant l'impulsion que lui communiquent l'inspiration et l'expiration; la suffocation sans cesse renouvelée, lorsqu'il se présente à l'ouverture inférieure de la glotte, constituent une réunion de signes susceptibles de faire éviter l'erreur. Cependant, le corps étranger peut provenir du dedans; on a vu des vers s'engager dans le larynx. Ordinairement, ils n'y ont qu'une

partie de leur longueur. Dans un cas de ce genre, je fus assez heureux pour apercevoir cet entozoaire au fond de la
gorge, et en l'extrayant, de délivrer un jeune enfant de 4 ans
d'une mort imminente.

8° M. Vidal (de Cassis) affirme que des chirurgiens de dis-
tinction ont été abusés à ce point de prendre un anévrysme
de l'aorte pour un œdème laryngé. La sixième observation
que nous avons rapportée offre un exemple de cette méprise.
Mais c'était à une époque où l'exploration par le doigt n'a-
vait point encore appris à reconnaître le bourrelet œdémateux, et où on ne pratiquait pas l'auscultation. Ce fait offre
d'ailleurs un phénomène remarquable, c'est la position pen-
chée en avant que prenait le malade pour respirer avec plus
de facilité, contrairement à ce qui a lieu dans l'angine œdémateuse, où dans les accès de suffocation, on porte le corps
en arrière. Cette attitude, au reste, s'explique fort bien par
les particularités de la tumeur anévrysmale, laquelle, dans
les redressemens du tronc, portée en avant sur la colonne
vertébrale à laquelle elle adhérait, venait s'appliquer sur
la trachée-artère dont la flexion l'éloignait au contraire.

9° C'est par le mécanisme d'une semblable compression,
que les tumeurs de diverses natures situées au voisinage du
larynx peuvent simuler les symptômes de l'angine laryngée
œdémateuse. Les corps étrangers arrêtés dans l'œsophage,
ne produisent cet effet que s'ils sont très volumineux, et le
diagnostic en est très facile. M. Corté a constaté tous les
phénomènes de l'asthme œdémateux chez un sujet chez lequel
la glande thymus, énormément tuméfiée, embrassait exactement la trachée-artère (*L'Expérience*, 173, mars 1841). Il
est vrai de dire qu'on peut ne pas partager l'idée de M. Corté
sur la cause de cet asthme; car d'un côté la trachée n'était

pas notablement rétrécie, et de l'autre la glotte et la muqueuse laryngienne étaient le siége d'un soulèvement œdémateux. Le plus souvent la présence des tumeurs suffit à éclairer le diagnostic, mais il y a des cas où par leur profondeur elles sont inaccessibles à l'investigation physique. Tels sont ceux de ces abcès appelés rétro-pharyngiens par M. Mondière, et à l'histoire desquels ce savant confrère, si prématurément ravi à la science qu'il honorait, a consacré un mémoire important inséré dans *L'Expérience*, janvier et février 1842. Parmi les observations que contient ce travail, il en est une surtout où tous les symptômes de l'œdème laryngé, sans excepter le bourrelet œdémateux, dû à la saillie de l'abcès au niveau de la glotte, sont si exactement rassemblés, qu'il est douteux que l'exacte vérité ait jamais pu être connue avant la mort. Au surplus, comme nous l'avons constaté dans la description des lésions anatomiques, il n'est pas rare de rencontrer, comme complication, des foyers d'abcès, entre les tuniques laryngienne et pharyngienne ; et toujours dans ces circonstances, quoique le volume de l'abcès se soit maintenu dans des limites restreintes, la déglutition éprouve une notable gêne. Ce signe pourrait donc devenir précieux pour éclairer les difficultés que nous venons de signaler. Ne serait-il pas possible également d'obtenir quelques données en promenant une sonde sur la circonférence de l'entrée de l'œsophage ?

10° Viennent les affections spasmodiques. L'angine de poitrine, dans laquelle les accès de suffocation sont instantanés, tient à la constriction douloureuse du thorax et non au resserrement de la glotte. Les muscles de la poitrine sont dans un état de contraction forcée, qui empêche la dilatation de cette cavité. L'asthme de Miller ou convulsif des enfans aurait la plus complète analogie avec l'angine de poitrine, sauf l'extension du spasme au larynx. Mais cette complication même, en supposant que l'asthme de Miller atteigne indifféremment les adultes ou les enfans, empêcherait toujours qu'on ne confondît cet asthme avec l'œdème de la glotte. D'ailleurs, la sensation éprouvée au larynx est très différente dans les deux maladies ; dans la seconde, elle est pour ainsi dire passive et donne l'idée d'une lutte contre un obstacle mécanique ; dans la première elle est essentiellement active ; c'est un terrible étranglement. Les effets sont également divers. Le râle de l'asthme est un peu plus retentissant. Il est rare que tous les muscles circonvoisins n'entrent pas symphatiquement en convulsion ; et à la place de l'agitation et de l'anxiété qui se manifeste dans les suffocations de l'angine, les angoisses arrachent ici des cris involontaires. C'est beaucoup de pouvoir distinguer l'angine œdémateuse des maladies qui ont avec elle des caractères communs. Mais il n'importerait pas moins dans quelques occasions de connaître son siége et sa nature. Par malheur, les données que la science possède à cet égard sont loin d'avoir une certitude absolue. La tuméfaction œdémateuse est *sus* ou *sous-glottique*. Cette dernière variété n'existe guère isolée ; on jugera de la complication ou de la profondeur du mal par la manière dont s'exécutent l'inspiration et l'expiration. La gêne persistante de la déglutition doit faire craindre l'existence d'un abcès entre les feuillets muqueux du larynx et du pharynx. Quant à la nature, l'espoir de pouvoir la déterminer gît dans l'analyse attentive de tous les signes fournis par les antécédens du malade, les conditions dans lesquelles sa maladie a pris naissance, et les phénomènes locaux et généraux qui la traduisent.

Du pronostic.

L'angine laryngée œdémateuse est une maladie très grave. Cependant, un certain nombre de guérisons atteste qu'elle n'est pas toujours au-dessus des ressources de l'art ou des efforts de la nature. Sur nos 48 sujets, 14 ont été sauvés, dont 5 par les scarifications et 2 par la trachéotomie.

On a d'autant plus lieu de compter sur une issue favorable, que la maladie est plus simple, ses causes plus accidentelles et la santé générale meilleure. Cette triple condition existait en partie chez ceux des 14 malades dont les histoires ont été faites avec détail. Plusieurs ont été surpris au milieu d'une parfaite santé, pour s'être exposés à un refroidissement brusque (2, 36). D'autres avaient seulement un enrouement habituel, qui s'était aggravé tout-à-coup par la même cause (12, 36, 37, 34); 2 seulement étaient en convalescence, l'un d'un catarrhe, l'autre d'une scarlatine, qui s'était compliquée d'anasarque.

Au contraire, les suites sont fort à redouter, quand la constitution a été appauvrie par une affection profonde et de longues souffrances, que les tissus flasques et mous cèdent sans résistance à l'infiltration qui les envahit, que des lésions organiques incurables ont été le point de départ de l'œdème. L'inflammation est également, si elle n'est combattue avec succès, une complication fâcheuse, en ce qu'elle amène la formation du pus dont la présence, soit qu'il reste à l'état d'infiltration, ou qu'il se rassemble en foyer, entretient et aggrave la maladie.

Au reste, le degré et le siége du gonflement influent aussi beaucoup sur le danger et surtout sur le plus ou moins de rapidité des accidens. Si ce gonflement est léger et limité aux replis aryténoïdiens, on comprend en effet qu'il sera moins funeste que celui qui occuperait la glotte et l'intérieur du larynx lui-même.

Du traitement.

Rien de moins précis, dans l'histoire de l'angine laryngée œdémateuse que tout ce qui concerne les règles applicables à son traitement. Ce vague tient, selon nous, à plusieurs causes : d'abord à ce que la plupart des observateurs, préoccupés avant tout de la question diagnostique, ont négligé dans les faits qu'ils nous ont transmis, les détails thérapeutiques ; en second lieu, à ce que jusqu'à présent les documens sur cette maladie sont demeurés épars, enfin, à ce que les cas ne se montrant jamais qu'isolés et de loin en loin et d'ailleurs la mort étant souvent fort rapide, d'une part il n'a pas été possible soit d'apprécier l'effet positif de moyens employés dans les conditions les plus diverses, soit de se livrer à des essais suivis comme pour les affections ordinaires, et, d'autre part, chacun indécis a dû dans l'occasion suivre plus ou moins ses propres inspirations.

Il faut d'abord distinguer dans la maladie deux périodes, celle où le traitement médical n'a pas perdu toutes les chances, et celle où il n'y a d'espoir de salut que dans l'emploi des moyens extrêmes. Dans le premier cas on a préconisé des méthodes variées plus ou moins exclusives ou plus ou moins modifiées suivant les indications particulières. Nous allons successivement les passer en revue.

1° En première ligne se placent sans contredit les émissions sanguines. Presque tous les auteurs sont tombés d'accord sur leurs convenances, mais tandis que les uns les conseillent pour presque tous les malades, les autres restreignent beaucoup plus leur usage. Bayle recommande les saignées générales ou locales par les sangsues au col ou à l'anus au début de l'affection, quand les sujets ne sont pas trop affaiblis et que cette affection offre des phénomènes de réaction inflammatoire. MM. Boyer, Thuilier et Legroux pensent également qu'elles doivent être répétées et abondantes dans ces circonstances. MM. Bouillaud, Blache et Cruveilhier, considérant l'œdème laryngé comme le produit d'une inflammation, insistent surtout sur leur utilité générale. Parmi les malades qui sont le sujet de nos observations, plusieurs ont évidemment dû le soulagement qu'ils ont ressenti ou la guérison qu'ils ont obtenue à l'influence des émissions sanguines (34, 31, 37); mais ils étaient dans des conditions favorables, et nous croyons qu'alors il convient de procurer un écoulement large et continu, dont on voit souvent de si merveilleux résultats. Les déperditions de sang ont au contraire paru d'un effet peu avantageux; si ce n'est nuisible contre l'angine œdémateuse chez des sujets pâles et débiles dont elles contribuent à accroître la faiblesse et par cela même le danger de la position. La déplétion par la saignée directe est plus prompte et parfois aussi plus efficace. Mais les sangsues ont des convenances particulières : mises à l'anus, elles sont d'un faible secours; c'est vis-à-vis du larynx qu'elles doivent être appliquées. Les ventouses posées à la nuque et sous les clavicules ont été sans efficacité.

2° Les remèdes dont on ait tiré le plus de parti après la saignée, ce sont les émétiques. M. Serres prétend avoir guéri par le tartre stibié plusieurs sujets atteints d'angine œdémateuse. Les vomissemens qu'il procure sont constamment suivis d'une amélioration notable et prolongée. Il est vrai qu'à cet égard il ne faudrait pas se faire illusion, et que celte prétendue amélioration pourrait bien n'être qu'une de ces rémittences de la maladie, susceptibles d'en imposer sur l'effet des médications. On attribue aux émétiques une action révulsive et antispasmodique. Un de leurs avantages, c'est de pouvoir être tolérés par presque toutes les organisations.

3° On prescrit aussi les purgatifs, mais leur action est lente et inappréciable; nous en dirons autant des lavemens de même nature, administrés dans un semblable but de révulsion et qui sont d'une parfaite inutilité.

4° Il n'en est pas de même des diurétiques et des sudorifiques. Dans plusieurs cas, et notamment dans ceux compliqués d'œdème général, ces moyens ont paru être les mobiles de crises salutaires (30, 46). Les couloirs urinaires et cutanés sont sans contredit des instrumens puissans de la résolution des maladies. C'est là une vérité à laquelle peut-être on ne réfléchit pas assez. La seille par ses propriétés apéritives et son action directe et incisive sur le tube aérien, doit être considérée comme un spécifique dans cette circonstance.

5° Les calmans ne sont vraisemblablement pas à dédaigner. Je suis porté à croire que l'opium donné à une dose élevée, en neutralisant l'éréthisme local et en provoquant une réaction vers la peau pourrait avoir une influence salutaire. Mais quoique tous les livres prescrivent les préparations calmantes, nous ne sommes nullement renseignés sur leur manière d'agir.

6° Nous ne sommes pas davantage édifiés sur le compte des gargarismes astringens et toniques que chaque auteur recommande plus pour se conformer à une habitude que par conviction.

7° Les tisanes béchiques et légèrement stimulantes, les

loochs, notamment avec le kermès, sont d'utiles adjuvans.

8° Mais il est un ordre de médicamens auxquels on a peu songé et qui, dans nos prévisions, devrait peut-être jouer un rôle essentiel dans le traitement de l'œdème laryngé ; ces médicamens sont ceux qui jouissent de la propriété de provoquer la formation abondante de la salive. Cette sécrétion locale est bien de nature à désengorger les tissus œdématiés ; elle agirait surtout dans le sens des crises les plus favorables, celles qui amènent de copieuses évacuations de crachats liquides et filans. Deux faits que nous avons cités tendent à confirmer cette proposition, celui de M. Maccartan et un de M. Bricheteau (37). L'emploi d'un gargarisme de moutarde dans le premier cas, et des frictions mercurielles dans le second, donna lieu à un flux considérable de salive qui sauva les malades. Cependant l'administration du mercure, dont l'action parfois est tardive à se manifester, et qui, d'ailleurs, en diminuant la plasticité du sang dispose au ramollissement des chairs, peut n'être pas toujours exempte d'inconvéniens. L'action de la poudre de moutarde est locale, rapide et sans danger ; il nous semble donc désirable que dans des cas pareils on cherche à utiliser ce puissant sialagogue ou toute autre substance analogue, la pyrèthre, les pastilles de menthe, etc.

9° M. Legroux se félicite d'avoir chez un malade fait des insufflations d'alun. Ces insufflations consistent à faire pénétrer dans le fond de la gorge, le plus près possible des surfaces gonflées, plusieurs fois par jour, une certaine dose de poudre d'alun (2 à 4 grammes). Suivant lui, l'alun détermine l'astriction de la muqueuse boursouflée, provoque une sécrétion abondante de mucosités, des efforts de toux et des vomissemens qui favorisent l'expulsion des crachats accumulés dans les tuyaux bronchiques. Le résultat serait le même que celui des remèdes précédens, mais il me semble que ce résultat, au reste fort équivoque, est obtenu par un procédé trop douloureux et peut être nuisible.

10° C'est avec raison qu'on fonde quelque confiance sur les révulsifs externes, mais ils veulent être mis *loco dolenti*. Plusieurs fois un soulagement marqué a été la conséquence immédiate de la rubéfaction produite sur le cou par un large sinapisme. La puissance des vésicatoires, quand ils prennent bien, est plus forte encore. Ils ont souvent échoué, parce qu'on les prescrit trop tard. Au reste, ils tourmentent sans profit ceux dont les chairs sont pâles et exsangues.

11° Malgré l'emploi de ces divers remèdes, trop fréquemment le mal résiste et fait d'effrayans progrès. Il a donc fallu se créer des ressources d'un autre genre. M. Tuilier conseille de comprimer souvent le bourrelet à l'aide du doigt explorateur. Il attribue à cette pratique le pouvoir d'affaisser le gonflement et de favoriser par une excitation mécanique l'issue d'une grande quantité de mucosités. L'idée lui en vint du soulagement qu'éprouvèrent plusieurs des malades chez lesquels il avait introduit le doigt pour reconnaître le gonflement du bord de la glotte. Selon lui, cette pression est innocente, les parties gonflées ayant perdu leur sensibilité. M. Lisfranc affirme n'avoir jamais vu réussir la compression. M. Cruveilhier la rejette *à priori*, parce que la maladie, dit-il, étant inflammatoire, ce serait courir le risque d'augmenter encore les accidens. La compression a été depuis négligée.

12° Le même auteur engage encore à introduire dans le larynx une sonde ouverte à son extrémité, de manière à entretenir artificiellement la respiration jusqu'à la résolution de la maladie, résolution à laquelle il s'imagine que la pression exercée par la sonde pourrait contribuer. Dans l'état ordinaire, dit-il, cette sonde ne serait pas supportée, mais l'insensibilité des parties fait prévoir qu'il en serait autrement dans cette circonstance. Bayle, sur la foi de M. Tuilier, voudrait qu'on y eût toujours recours avant de faire la trachéotomie. Malgré ces recommandations, le cathétérisme du larynx est jusqu'ici resté à l'état de projet. Tous les chirurgiens ont même blâmé à l'envi cette opération *irrationnelle*, que Desault aurait eu la mauvaise inspiration de préconiser dans ses *OEuvres chirurgicales*, t. II. Les soulèvemens spasmodiques que suscite la présence du moindre corps dans la partie supérieure des voies aériennes rendront toujours difficile sur le vivant l'application du procédé de Desault ; d'un autre côté, la déformation du larynx dans l'angine laryngée œdémateuse, et le rétrécissement de la glotte ne doivent pas contribuer à diminuer les difficultés de cette application ; de sorte que l'absence de la sensibilité supposée par M. Tuilier, fût-elle aussi réelle que cet estimable confrère le prétend, il est douteux qu'on puisse obtenir de la sonde de véritables avantages.

13° Je ne sais quel auteur a eu le premier la pensée de déchirer avec les ongles la surface du bourrelet œdémateux. Elle est née sans doute de l'espoir vain de donner issue au liquide séreux infiltré. Quoi qu'il en soit, M. Lisfranc indique cette déchirure, qu'il ne désapprouve pas. Dans un cas que M. Marjolin a coutume de rappeler dans ses cours, ce savant professeur l'opéra avec un plein succès à l'aide d'une racine de guimauve avec laquelle il exerça des frottemens sur la partie antérieure de l'œsophage et supérieure du larynx,

C'est ce fait qui a conduit M. Legroux à tenter de nouveau
la déchirure de la membrane muqueuse (34), au moyen de
l'ongle préalablement acéré. L'avantage de cette déchirure
est de procurer, selon lui, l'issue d'une certaine quantité
de sang et de sérosité infiltrée, en même temps que par les
efforts de toux, qu'elle détermine, elle provoque une expuition considérable et le rejet des matières contenues dans le
larynx et les bronches. Les tentatives sont quelquefois difficiles à supporter, mais le résultat définitif a été constamment avantageux.

14° Toutefois, en supposant utile la déchirure du bourrelet
œdémateux à laquelle il y aurait peut-être à reprocher quelques inconvéniens, ce moyen à notre avis, le cède beaucoup
en importance à un autre moyen, la scarification, à laquelle
M. Lisfranc doit de si beaux succès. On a fait à la scarification
diverses objections. Elle est, dit-on, impraticable. Mais elle a
été pratiquée. Elle ne remédie pas à la tuméfaction intérieure;
mais qui ne sait que cette tuméfaction est moins commune
que celle de l'extérieur d'où vient d'ailleurs tout le danger?
A défaut des faits, l'analogie seule milite en faveur des
mouchetures. N'est-ce pas à la scarification qu'est due la
diminution rapide d'une foule de gonflemens inflammatoires
ou œdémateux; ceux si énormes de la langue et de la luette,
l'engorgement des amygdales, celui qui accompagne le charbon et la pustule maligne? Sur 7 malades que M. Lisfranc a
scarifiés, 6 ont guéri; le soulagement s'est manifesté immédiatement, et 8 ou 10 jours ont suffi à l'achèvement de la
cure. Les incisions, dit M. Lisfranc, agissent par le débri-
dement qu'elles opèrent, l'issue d'une certaine portion d'un
liquide infiltré, et le sang qui en découle. Ce sang, même en

distillant dans glotte, donne lieu à une toux expectorante très favorable à la résolution de la maladie.

M. Lisfranc décrit ainsi le manuel de l'opération : « on se sert d'un bistouri courbe, à lame étroite, longue et fixée sur son manche, garnie de linge jusqu'à une ligne de la pointe. On a soin de maintenir les mâchoires écartées, en plaçant entre elles un morceau de liége. L'opérateur placé devant le malade porte 2 doigts dans la bouche jusque sur le siége du gonflement. Ces 2 doigts servent de conducteur à l'instrument. Lorsqu'il est parvenu au niveau du larynx, on en dirige le tranchant en avant et en haut, puis le manche en est élevé et successivement abaissé à mesure qu'on presse sur la pointe. On ne fait que peu de mouchetures et à distance, afin d'éviter l'inflammation qui pourrait naître de leur rapprochement. On les réitère, si cela est nécessaire. »

15° *Trachéotomie.* — Quand on lit les observations d'œdème de la glotte, on ne peut s'empêcher d'être frappé de cette réflexion que peut-être parmi les revers qu'on a essuyés, il y en a beaucoup qui doivent être attribués moins à l'insuffisance des moyens dont l'art peut disposer contre cette maladie qu'au non-emploi, ou à l'administration tardive et vicieuse de ces moyens. L'heureuse alliance des émissions sanguines, quand elles sont indiquées, des vomitifs, des révulsifs locaux, des boissons et pilules sudorifiques et diurétiques aidées de l'action des sialagogues, etc., produirait sans doute plus d'un changement inespéré. A leur défaut, sinon dans le principe même, des scarifications habilement faites préviendraient encore nombre d'issues funestes. Cependant quelques nouvelles chances heureuses qu'on pût ainsi acquérir, il y aurait toujours des cas où le développement invincible du mal l'emporterait sur la puissance des médieations. Dans ces cas extrêmes, la trachéotomie offre aux malheureux dont la vie menace de s'éteindre, une dernière ressource. Le consentement unanime de tous les praticiens à en proposer la pratique, est une preuve manifeste de son opportunité : *Melius anceps quam nullum*. Cependant la trachéotomie est une opération grave, et qu'on ne doit faire intervenir que lorsque toute autre chance de salut est ravie au malade. Les succès récens qu'on en a obtenus dans une autre affection non moins dangereuse et beaucoup plus commune, succès qui se multiplient à mesure des perfectionnemens apportés au mode opératoire, sont de puissans motifs d'encouragement. D'ailleurs, si la mort a été souvent la conséquence de la trachéotomie appliquée dans la période extrême de l'angine œdémateuse, cette opération a réussi également quelquefois. Sur dix cas que nous avons recueillis, trois malades ont été sauvés (25, 28, 39) (1). Parmi les autres, quelques-uns ont survécu plusieurs jours; l'un d'eux est mort par accident, la canule ayant été prématurément enlevée (24); tous ont été rendus à une respiration qui, excepté chez un seul, s'est conservée libre jusqu'à la fin. Étant sur le point d'expirer, loin d'abréger leur existence, l'opération l'a évidemment prolongée. Deux ont succombé pendant

(1) On peut lire dans le n° du 3 octobre dernier de ce journal un 4e cas de trachéotomie suivie de succès. Ce fait rapporté par M. le Dr Tavignot, est d'autant plus remarquable que l'œdème survenu chez ce malade d'une manière inopinée et au milieu de la santé la plus belle en apparence parut être l'effet d'une sorte de diathèse. Déjà un an auparavant on l'avait guéri d'une ascite essentielle et passagère. Son angine œdémateuse fut compliquée de l'œdème de la luette et de l'un des côtés du cou ; enfin depuis sa guérison il s'est encore manifesté chez lui une infiltration séreuse du scrotum qui n'a persisté que 24 heures.

l'opération même, sans qu'on ait pu assigner d'autres causes à cet accident que la faiblesse des malades ; à moins qu'on admette une obstruction des bronches par le sang qui n'y était pas en grande quantité, ou une introduction d'air dans des veines trop petites pour en contenir de quoi occasionner la mort. Enfin, çà et là, on trouve mentionnés dans les divers écrits, des faits où la trachéotomie aurait été entreprise avec bonheur.

Ces exemples suffisent sans doute pour autoriser la pratique de la trachéotomie, dans les cas où les autres moyens thérapeutiques ont été vainement mis en usage ; mais ici deux questions se présentent : Quelle limite doit-on imposer à la *trachéotomie?* A quelle époque de la maladie doit-on y avoir recours? Il est évident d'abord qu'il convient de la pratiquer toutes les fois que les accidens qui la nécessitent étant conjurés, il y a lieu d'espérer qu'on obtiendra par des soins convenables la guérison de l'engorgement *œdémateux.* Mais quoique plus chanceuse, elle est aussi indiquée lors même que l'œdème serait dû à une affection organique incurable, si cette affection *incurable* ne menaçait pas immédiatement la vie. Il n'y a qu'alors que si, l'asphyxie prévenue, le malade devait prochainement succomber aux progrès de la maladie, il serait permis de s'en dispenser. On peut vivre long-temps avec une respiration artificielle. Un malade opéré par M. Trousseau, vécut trois mois avec une canule, et aurait existé long-temps encore, si une maladie étrangère aux poumons n'eût abrégé ses jours. La phthisie laryngée, les polypes du larynx, etc., ont une durée indéfinie. Il en est de cette question comme de celle relative à l'anus artificiel. Beaucoup de maux ne sont dangereux immédiatement que par l'obstacle qu'ils apportent à l'accomplissement d'une fonction importante. Le danger immédiat cesse, si, sans détruire l'obstacle, on trouve moyen de rétablir la fonction.

L'autre point souffre plus de difficulté. Il n'y a pas moins à craindre de trop temporiser que d'agir avec une précipitation téméraire. Selon Bayle, le peu de gravité apparente chez un malade qui se lève est sujette à faire illusion. L'atonie du poumon ne résistera pas à une prochaine épreuve. Vainement alors essaierait-on de vouloir la réveiller. Boyer veut également qu'on n'attende pas trop tard. Nul doute que si la trachéotonie eût été pratiquée plus tôt chez les deux malades qui ont succombé pendant l'opération, le résultat eût été différent. Il y aurait pourtant de quoi se rassurer à cet égard, si comme l'affirme M. Trousseau (*Journ. des connaissances méd.-chirurg.*, oct. 1840, p. 136), pour les opérés du croup « l'intensité et la durée des accidens dyspnéiques n'ont eu aucune influence sur l'issue de l'opération. » Autant, en effet, la ligne de démarcation entre les cas où il est possible d'ajourner et ceux où il devient nécessaire d'agir, est difficile à établir, autant il importerait de la fixer, car la trachéotomie comporte des chances, auxquelles autant que possible il est humain de ne pas exposer les malades. Presque toujours après l'opération la respiration se rétablit, et l'oppression fait place au sentiment de liberté et de satisfaction ; mais la mort n'en est pas moins la suite pour cela. La présence de la canule provoque, ainsi que l'a remarqué M. Becquerel fils, dans une statistique de la trachéotomie à l'Hôpital des Enfans (*Bulletin de Thérapeutique*, mars 1842), un flux de mucosités qui obstruent ce conduit artificiel et l'empêchent de fonctionner. Souvent ces mucosités s'épaississent, y adhèrent et obligent à la replacer sans cesse. La trachée, les bronches et le poumon sont sujets à s'enflammer et à

faire périr les malades sans qu'aucun remède réussisse à
arrêter les accidens. Au dire de M. Trousseau (lieu cité),
un quart des opérés est ainsi victime d'affections pulmonaires
consécutives. On a attribué ces fatales complications à l'impression qu'exerçait l'air venant directement sur la surface
de la trachée avant d'avoir été modifié par la bouche et le
larynx ; mais ce ne sont là que des conjectures. S'il en était
ainsi, il conviendrait d'élever la température de l'appartement où séjournent les malades opérés, ou de disposer un
appareil à travers lequel, avant de s'introduire dans la canule, l'air pourrait prendre le degré de chaleur propre à ce
que son contact fût supporté sans inconvéniens.

En somme, la trachéotomie est utile, indispensable même
dans l'œdème de la glotte, lorsque, sans ce secours, la mort
par asphyxie est inévitable ; — si elle offre des chances plus
certaines dans le gonflement œdémateux non compliqué,
dans l'autre hypothèse, le seul espoir de prolonger de quelques mois, de quelques années la vie des malades, doit engager à la pratiquer. Elle devient inutile et partant contre-indi-
quée, quand des signes non équivoques annoncent que,
malgré l'opération, une maladie incurable terminera prochainement les jours du malade. Enfin s'il est désirable que
la trachéotomie soit faite de bonne heure, les accidens que
cette opération entraîne à sa suite exigent néanmoins la plus
grande circonspection de la part de celui qui veut se décider à l'entreprendre.

Il n'entre point dans le plan de ce mémoire de nous étendre sur les avantages ou les inconvéniens attachés aux procédés particuliers qu'on a employés pour pratiquer la trachéotomie, ni sur les détails relatifs à l'opération. Néanmoins
nous ne pouvons passer sous silence le procédé qu'a proposé,

il y a quelques années, M. Vidal (de Cassis), et qu'il nomme *sus-laryngien*. M. Vidal attache à ce procédé une grande importance. Non-seulement on donnerait au malade l'air qui lui manque, mais on pourrait par des scarifications directes détruire la cause de l'œdème dans le larynx lui-même.

« Il consiste à diviser la membrane thyroïdienne. Après cette division, on s'arrête avant d'avoir atteint la muqueuse, écarte les mailles du tissu cellulaire qui la revêtent, afin, dit notre savant confrère, de donner issue au pus, s'il y en avait. Dans le cas contraire, il y aurait toujours un écoulement de sang favorable. Si, malgré cela, les accidens persistent, ou ouvre la muqueuse et on peut au besoin comprimer ou scarifier les parties tuméfiées. »

IMPRIMÉ CHEZ PAUL RENOUARD,

rue Garancière, n. 5.

www.ingramcontent.com/pod-product-compliance
Ingram Content Group UK Ltd.
Pitfield, Milton Keynes, MK11 3LW, UK
UKHW020333130726
13696UKWH00003B/1319